基层医生适宜技术培训教材

U0867716

穴位贴敷法

刘余 程华初 主编

中医古籍出版社
Publishing House of Ancient Chinese Medical Books

图书在版编目（CIP）数据

穴位贴敷法 / 刘余，程华初主编. — 北京：中医古籍出版社，2022.1（2022.8重印）
基层医生适宜技术培训教材
ISBN 978-7-5152-2332-2

Ⅰ.①穴… Ⅱ.①刘… ②程… Ⅲ.①穴位—中药外敷疗法—技术培训—教材 Ⅳ.①R244.9

中国版本图书馆CIP数据核字（2021）第189770号

基层医生适宜技术培训教材

穴位贴敷法

刘　余　程华初　主编

责任编辑	张雅娣
封面设计	韩博玥
出版发行	中医古籍出版社
社　　址	北京市东城区东直门内南小街16号（100700）
电　　话	010-64089446（总编室）010-64002949（发行部）
网　　址	www.zhongyiguji.com.cn
印　　刷	廊坊市鸿煊印刷有限公司
开　　本	710mm × 1000mm　1/16
印　　张	7
字　　数	65千字
版　　次	2022年1月第1版　2022年8月第2次印刷
书　　号	ISBN 978-7-5152-2332-2
定　　价	49.00元

编委会

编写目的

本书面向广大基层医生，以相对通俗易懂的文字、视频和图片介绍穴位贴敷法的基础知识、技术方法及临床应用，使得基层医生能快速掌握穴位贴敷法，防治常见疾病，造福广大基层患者。

《基层医生适宜技术培训教材》由中国中医科学院培训中心、北京华佗职业培训学校联合推广。

序

随着我国小康社会的全面实现，建设健康中国已被纳入国家发展战略规划。《国务院办公厅关于深化医教协同进一步推进医学教育改革与发展的意见》指出："要对在岗基层卫生人员加强全科医学、中医学基本知识技能和适宜技术培训。"

基层医疗体系是整个公共卫生服务和基本医疗的"网底"，基层医生所肩负的医疗责任也格外重大。而面对基层巨大的健康需求，如何确保广大居民健康得到切实的保障，与基层医生自身医疗水平密切相关。基层医生是我国基层卫生服务主体，承担着全国基层最基本的医疗、预防、保健及健康宣传等卫生服务工作，在改善基层卫生状况中扮演着重要角色。提高基层医生继续教育质量与专业技术水平，成为基层卫生培训工作的重要内容。加强对基层医生的继续教育，切实提升基层医生临床服务能力势在必行。编写一套规范科学、系统全面、深入浅出、通俗实用的基层医生专用的系列教材迫在眉睫。

为满足基层医生的培训教育的需求，中医古籍出版社组织编写了《基层医生适宜技术培训教材》，本丛书将目前临床常用、疗效显著、便于推广应用的中医适宜技术，分为6册，包括《针刺疗法》《艾灸疗法》《拔罐疗法》《按摩疗法》《刮痧疗法》《穴位贴敷法》。参与本丛书编写的作者，均为长期工作在教学、临床一线的骨干人员，他们多年的临床经验和方法技巧在书中都有充分体现。与同类书相比，本书理论言简意赅，技术突出精要，形式开放新颖。

本书在撰写过程中，围绕基层医疗服务的刚需及短板，充分考量基层医生知识结构、学习习惯和工作特点，技术内容凸显中医特色（简、便、廉、验）；独创了图文、视频相结合的表现形式，便于利用互联网进行移动媒体传播，尽量为工作繁重的基层医生提供可视化、可模仿、可操作的学习内容及方式。体现了系统性、科学性、针对性、实用性及易学性。目的就是帮助基层医生在实践中能够系统地运用所学的医学知识，有效的为民众提供健康服务，使基层医疗服务体系在健康中国战略规划的落地实施中发挥应有的作用。

中国中医药信息学会会长

原国家中医药管理局副局长

2021年8月于北京

目录

第一章 基础篇

第二章 技法篇

第三章 临床篇

第一章

基础篇

一、定义

穴位贴敷法是指在穴位上贴敷药物，通过药物和穴位的共同作用治疗疾病的方法。其中采用刺激性药物（毛茛、斑蝥、白芥子、甘遂等）捣烂或研粉贴敷穴位，引起局部发泡、化脓，又可称为“天灸”或“自灸”，现代也称发泡疗法。将药物贴敷于脐中（神阙穴），通过刺激脐部或脐部吸收以治疗疾病时，又称“敷脐疗法”或“脐疗”。将药物贴敷于涌泉穴，通过刺激足部或足部吸收以治疗疾病时，又称“足心疗法”或“涌泉疗法”。

二、历史源流

早在原始社会里，人们用树叶、草茎之类涂敷伤口治疗与猛兽搏斗所致的外伤而逐渐发现有些植物外敷能减轻疼痛和止血，甚至可以加速伤口的愈合，这就是中药贴敷治病的起源。在1973年湖南长沙马王堆3号汉墓出土的我国现存最早的医方专著《五十二病方》中记载用白芥子泥贴敷于百会穴，使局部皮肤发红，来治疗毒蛇咬伤，当为穴位贴敷疗法的最早记载。

春秋战国时期，对穴位贴敷疗法的作用和疗效已有一定的认识并逐步运用于临床。在《灵枢·经筋》篇中记载：“足阳明之筋……颊筋有寒，则急引颊移口，有热则筋弛纵缓不胜收，故僻。治之以马膏，膏其急者，以白酒和桂，以涂其缓者……”被后世誉为膏药之治，开创了现代膏药之先河。晋唐时期，穴位贴敷疗法已广泛地应用于临床。晋代葛洪的《肘后备急方》中记载用狂犬脑外敷伤口治疗狂犬病的方法，实为免疫学之先驱。清代吴师机结合自己的临床经验，对外治法进行了系统的整理和理论探索，著成《理瀹骈文》一书。把穴位贴敷疗法治疗疾病的范围推及至内、外、妇、儿、皮肤、五官等科，并依据中医基本理论，对内病外治的作用机理、制方遣药、具体运用等方面，做了较详细的论述，提出外治部位“当分十二经”，药物当置于“经络穴位……与针灸之取穴同一理”之论点。新中国成立以来，专家学者们探索到本法不但可治疗常见疾病，而且将本法运用于治疗肺结核、肝硬化、冠心病、高血压、传染病以及其他各种疑难病症。例如，用二甘散贴脐治疗疟疾。近年，研究的主要方向是研制出新的具有治疗作用的仪器、改革剂型和敷贴方式。如代温灸膏、舒乐热剂等。现代穴位贴敷不但国内影响广泛，在国外也逐渐兴起，如德国慕尼黑大学医学部发明的避孕膏，贴敷在腋下可收到良好的避孕效果；日本大正株式会社研制的中药贴膏深受人们的欢迎，如温经活血止痛的辣椒膏等。

三、作用特点

穴位贴敷的特点在于其具有穴位与药物的双重治疗作用，穴位贴敷法既有药物对穴位的刺激作用（不扎针而用药物刺激穴位），又有皮肤组织对药物有效成分的吸收，发挥明显的药理效应。由于药物通过皮肤吸收，不经过消化道，可以避免肝脏及消化酶对药物成分的分解、破坏，使药物保持更多的有效成分，更好地发挥其治疗作用；另一方面也避免了因药物对胃肠的刺激而产生的一些不良反应。因此，本法可以弥补药物内治的不足。除极少有毒药物外，本法一般无危险性和毒副作用，较为安全简便，对于老幼体弱者、药入即吐者尤宜。

四、贴敷药物

（一）药物的选择

凡是临床上有效的汤剂、丸剂，一般都可以熬膏或研末用作穴位贴敷。只是穴位贴敷是一种外治的方法，外治与内治只是方法不同，治疗的原则是一样的，但是与我们内服药物相比，贴敷用药的选用具有以下特点：

1. 多用通经走窜、开窍活络之品　这类药物刺激性比较强，不仅仅本身能治疗相应的病变，而且它还可以通经活络，走而不守，能够促进其他药物往体内渗透，从而发挥其最佳的效应。常用的有冰片、麝香、丁香、花椒、白芥子、乳香、没药、肉桂、细辛、白芷、姜、葱、蒜等药。

2. 多选气味俱厚、生猛有毒之品　这类药物对我们的肝肾有损伤，但通过穴位敷贴透皮给药，不仅能够通过人体的经络腧穴直达病所，而且避免了对肝肾的损害。如生南星、生半夏、生川乌、生草乌、巴豆、斑蝥、蓖麻子、大戟等。

3. 选择适当的溶剂调和　选择适当的溶剂调和贴敷药物或熬膏，以达药力专、吸收快、收效速的目的。醋调贴敷药，能起到解毒、化瘀、敛疮等作用，虽用药猛，可缓其性；酒调贴敷药，则有行气、通络、消肿、止痛作用，虽用药缓，可激其性；油调贴敷药，又可润肤生肌。常用溶剂有水、白酒或黄酒、醋、姜汁、蜂蜜、蛋清、凡士林等。此外，还可针对病情用药物的浸剂作溶剂。

（二）常用剂型

1. 散剂　又称粉剂，即将一种或数种药物经粉碎、混匀而制成的粉状药剂。

2. 膏剂 将所选药物加入适宜基质中，制成容易涂布于皮肤、黏膜或创面的半固体外用制剂。

3. 丸剂 将药物研成细末，用适宜的黏合剂（如水或蜜或药汁等）拌和均匀，制成圆形大小不一的药丸。

4. 糊剂 将药物粉碎成细粉，或将药物按所含有效成分以渗漉法或其他方法制得浸膏，再粉碎成细粉，加入适量黏合剂或湿润剂，搅拌均匀，调成糊状。

5. 鲜药剂 将新鲜的中草药捣碎或揉搓成团状，或将药物直接切成片状以后，直接贴敷于穴位之上。

五、适应证

本法适应范围较为广泛，适用于内、外、妇、儿各科疾病。如感冒、急慢性支气管炎、支气管哮喘、风湿性关节炎、三叉神经痛、面神经麻痹、胃下垂、胃肠神经官能症、腹泻、遗精、阳痿、月经不调、痛经、鼻衄、复发性口疮、小儿夜啼、厌食、遗尿、流涎等。此外，还可用于防病保健。

六、禁忌证

贴敷局部皮肤有创伤、溃疡、感染或有较严重的皮肤病者，应禁止贴敷。颜面五官部位、关节、心脏及大血管附近慎用，不宜用刺激性太强的药物发泡，避免遗留瘢痕，影响容貌或活动功能。孕妇腹部、腰骶部及某些促进子宫收缩的穴位，如合谷、三阴交等，有些药物如麝香等孕妇禁用，以免引起流产。糖尿病、血液病、发热、严重心肝肾功能障碍者慎用，艾滋病、结核病或其他传染病者慎用。

第二章

技法篇

一、操作步骤

（一）穴位定位

定位取穴是否准确，可影响敷贴的疗效，因此，穴位敷贴治疗应准确取穴。为准确取穴应掌握腧穴的定位方法。常用的腧穴定位方法有以下4种。

1. 体表标志定位法 指以人体解剖学的各种体表标志为依据来确定穴位位置的方法，又称自然标志定位法。人体解剖标志可分为固定标志和活动标志两类。

（1）固定标志指利用各部位由骨节或肌肉所形成的突起、凹陷及五官轮廓、发际、指（趾）甲、乳头等固定标志来取穴的方法。如鼻尖取素髎，两眉中间取印堂，腓骨小头前下缘取阳陵泉，俯首时第7颈椎棘突下取大椎等。

（2）活动标志指利用关节、肌肉、皮肤随活动而出现的孔隙、凹陷、皱纹等活动标志来取穴的方法。如张口时在耳屏与下颌关节之间取听宫；屈肘时，在肘横纹外侧横纹头处取曲池；正坐屈肘时，掌心向胸时，在尺骨小头桡侧骨缝中取养老等。

人体体表标志，尤其是固定标志的位置恒定不变，因此，此法是确定穴位的依据，其准确性也最高。但由于全身穴中分布于体表标志处的仅限于部分穴位，故此法有一定的局限性。

2. 骨度分寸定位法　指以体表骨节为主要标志来测量全身各部的长度和宽度，并按自身比例进行折算，用以确定腧穴位置的方法。不论男女老幼、肥瘦高矮，一概以此标准折量作为量取腧穴的依据，具体见表1，图2-1至图2-4。

表1　常用骨度分寸表

部位	起止点	折量寸	度量法	说明
胸腹胁部	胸骨上窝正中至胸剑联合	9寸	直寸	用于量胸部穴位纵向距离
	胸剑联合至脐中	8寸	直寸	用于量上腹部穴位纵向距离
	脐中至耻骨联合上缘	5寸	直寸	用于量下腹部穴位纵向距离
	两乳头之间	8寸	横寸	用于量胸腹部穴位横向距离
	两肩胛骨喙突内侧缘之间	12寸	横寸	用于量胸部穴位横向距离
背腰部	肩胛骨内侧缘至后正中线	3寸	横寸	用于量背腰部穴位横向距离
上肢部	腋前、后纹头至肘横纹	9寸	直寸	用于量上臂部穴位纵向距离
	肘横纹至腕掌（背）侧远端横纹	12寸	直寸	用于量前臂部穴位纵向距离
下肢部	耻骨联合上缘至髌底	18寸	直寸	用于量大腿部穴位纵向距离
	髌底至髌尖	2寸	直寸	
	髌尖（膝中）至内踝尖	15寸	直寸	用于量小腿内侧部穴位纵向距离
	股骨大转子至腘横纹	19寸	直寸	用于量大腿部前外侧穴位纵向距离
	臀沟至腘横纹	14寸	直寸	用于量大腿后部穴位纵向距离
	腘横纹至外踝尖	16寸	直寸	用于量小腿外侧部穴位纵向距离
	内踝尖至足底	3寸	直寸	用于量足内侧部穴位纵向距离

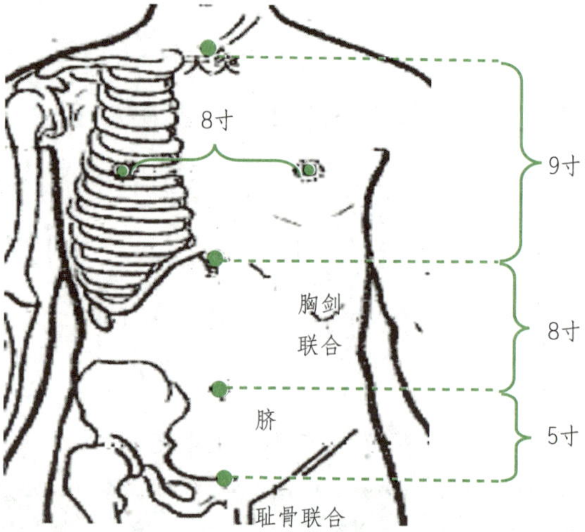

图2-1 胸腹胁部骨度分寸法

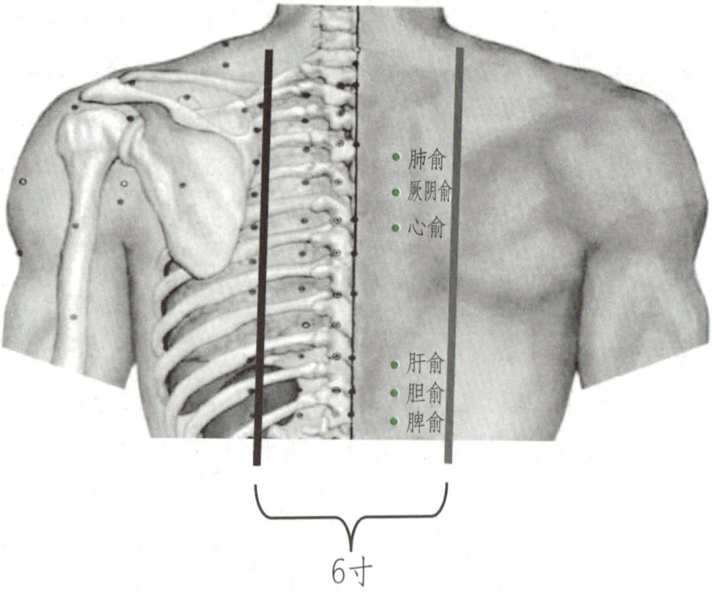

图2-2 背腰部骨度分寸法

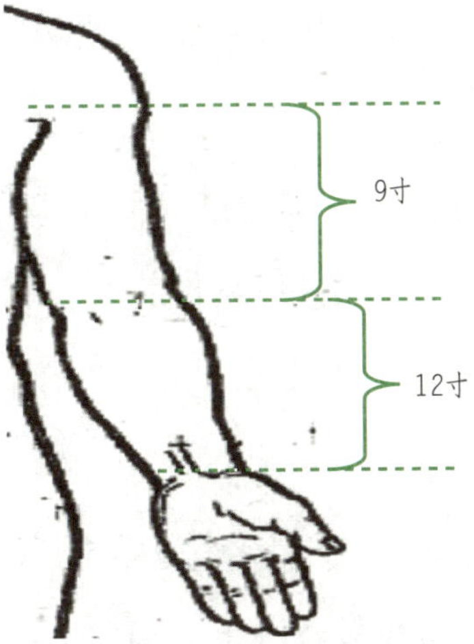

图2-3　上肢部骨度分寸法

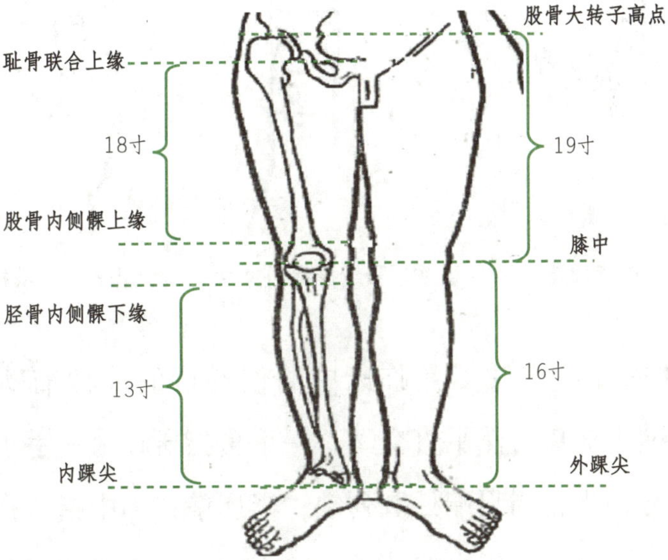

图2-4　下肢部骨度分寸法

3. 手指同身寸定位法 指以患者的手指为尺寸折量标准来量取腧穴的定位方法，又称“手指比量法”和“指寸法”。常用的有以下3种：

（1）中指同身寸 令患者拇指和中指屈曲成环形，以中指中节桡侧两端纹头之间的距离作为1寸（图2-5）。

（2）拇指同身寸 以患者拇指的指间关节的宽度作为1寸（图2-6）。

（3）横指同身寸 令患者第2～5指并拢，以中指中节横纹为标准，其4指的宽度作为3寸（图2-7）。

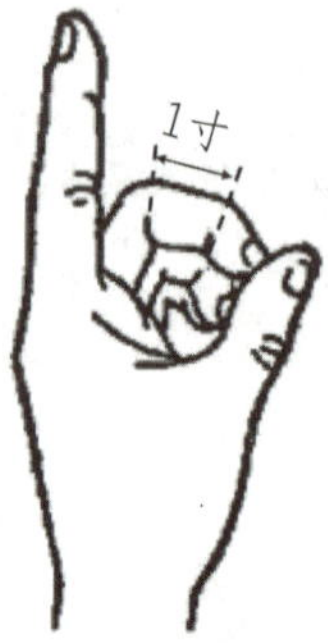

图2-5 中指同身寸

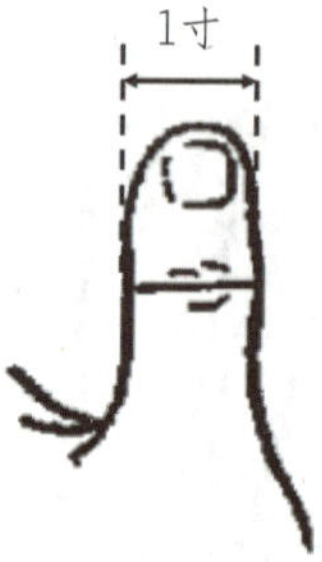

图2-6 拇指同身寸

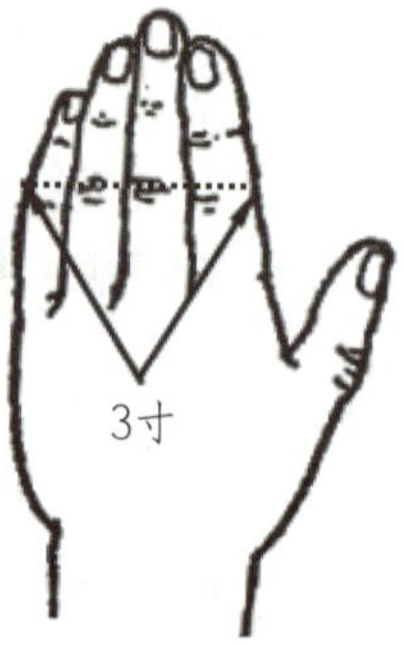

图2-7 横指同身寸

4. 简便取穴法 是临床中简便易行的一种辅助取穴方法。如两手虎口自然平直交叉，一手食指压在另一手手腕后高骨的上方，当食指尽端处取列缺；半握拳，当中指所指处取劳宫；立正姿势，两手自然下垂，于中指端处取风市；垂肩屈肘合腋，于平肘尖处取章门；两耳尖连线中点取百会等。

（二）选穴处方

穴位贴敷法是以脏腑经络学说为基础，通过辨证选取贴敷的穴位，穴位力求少而精。一般选穴有以下特点：

1. 选择病变局部的穴位以贴敷药物，如贴敷犊鼻穴治疗膝关节炎。

2. 选用阿是穴以贴敷药物，如取病变局部压痛点贴敷药物。

3. 选用经验穴以贴敷药物，如吴茱萸贴敷涌泉穴治疗小儿流涎，威灵仙贴敷身柱穴治疗百日咳等。

4. 选用常用腧穴以贴敷药物，如神阙、涌泉、膏肓、命门等等。

（三）敷贴方法

1. **体位与定穴** 根据所选穴位，采用适当体位，用拇食指甲掐“十”字定准穴位。

2. **消毒** 用温水将局部洗干净或用75%酒精棉球擦干净或用助渗剂穴位涂擦或用助渗剂与药物调和后再涂擦。

3. **贴敷与固定** 将药物研末，用适当溶剂调成糊状或研粉后熬成膏剂，也可直接选用鲜品捣烂备用（如毛茛、旱莲草）。先将贴敷药固定在穴位上，再用油纸或塑料薄膜覆盖，然后用胶布或绷带固定。现在有专门贴敷穴位使用的特制的敷料，我们可以将药物直接放在敷料上，贴于我们的皮肤之上进行固定。

4. 换药 换药前先用消毒干棉球浸水轻轻揩去皮肤上的药物，擦干后按上述方法贴敷药物并固定好，一般隔1～3天换药1次。

5. 敷贴时间的确定 刺激性较强的药物，应根据患者的反应和发泡程度确定贴敷时间，几分钟至几小时不等，如新鲜毛茛贴敷1～2小时便充血、起泡，则可除去。如需再贴药，应等局部皮肤基本恢复正常后再敷贴，或另取穴位贴敷。寒证患者，还可在药上热敷或艾灸。敷脐疗法，每次贴敷的时间大概是3小时到1天，隔天1次，所选的药物不能是刺激性大的，或者是发泡的药物。

二、注意事项及异常情况的处理

（一）注意事项

1. 姿势

用药前要根据所取穴位，分别采取不同姿势，既要患者舒适，又要利于治疗，使药物能贴敷牢靠。常用的姿势有平卧、俯卧、侧卧、坐位等。

2. 保温

工作环境要注意保暖，防止患者受凉，加重病情。

3. 消毒

用具、贴敷部位及施治者手掌要进行常规消毒，以防感染。贴药后，要进行固定包扎。

4. 用药

穴位要找准，用药要适当，治疗时要间断用药，一穴一般不可连续贴药10次以上，以免刺激过久，损伤皮肤。有毒和强刺激性药物尤其要注意。小儿皮肤较嫩，故用量要小，时间宜短。

5. 病史

用药前要详细询问病史。有皮肤过敏者，要严禁使用；可疑过敏史者，要先从小量开始，时间要短，以后逐渐增加药量和延长时间。

6. 其他注意事项

（1）凡用溶剂调敷药物时，应现调现敷，以防蒸发。

（2）若用膏药贴敷，应掌握好温化膏药的温度（膏剂温度不应超过45℃），以防烫伤或贴不住。

（3）对胶布过敏者，改用绷带或低过敏胶布固定。

（4）对刺激性强、毒性大的药物，如斑蝥、马钱子、巴豆，敷贴药量与穴位宜少，面积宜小，时间宜短，防止药物中毒。

（5）对久病、体弱、消瘦、孕妇、幼儿以及有严重心肝肾脏病者，药量宜小，时间宜短，并注意观察有无不良反应。

（6）对残留在皮肤上的药膏，不可用汽油或肥皂等有刺激性物品擦洗。

（7）贴敷期间禁食生冷、海鲜、辛辣刺激性食物。

（8）贴敷药物后注意局部防水。

（二）异常情况及处理

1. 贴敷后局部皮肤可出现潮红、轻微红肿、小水泡、微痒、烧灼感、色素沉着等情况，均为药物的正常刺激作用，不需特殊处理，但应注意保持局部干燥，不要搓、抓局部，也不要使用洗浴用品及涂抹其他止痒药品，防止对局部皮肤的进一步刺激。

2. 贴敷药物后，局部出现热、凉、麻、痒或轻度疼痛属正常现象，如贴敷处有烧灼或针刺样剧痛，难以忍受时，可提前揭去药物，及时终止贴敷。

3. 皮肤过敏可外涂抗过敏药膏，若出现范围较大、程度较重的皮肤红斑、水泡、瘙痒现象，应立即停药，对症处理。出现全身性皮肤过敏症状者，应及时到医院就诊处理。

4. 皮肤出现小的水泡一般不需要特殊的处理，可以让它自行吸收，但水泡过大时，可先用消毒的针具从水泡底端挑破，排尽泡液，或用一次性注射器抽出泡液，消毒后用外用无菌纱布覆盖，以防感染。如果水泡体积巨大，或水泡中有脓性分泌物，或出现皮肤破溃、露出皮下组织、出血等现象，应到专业医院对症治疗。

第三章

临床篇

第一节 穴位贴敷治疗内科疾病

一、感冒

感冒又称伤风，是由病毒或细菌引起的急性上呼吸道炎症。一年四季均可发病，但以春冬季及气候骤变时多发。中医属于“伤风”“感冒”范畴。

临床表现

感冒初期一般多见鼻塞、流涕、喷嚏、声重、恶风，继则出现发热、咳嗽、咽痒或痛、头痛、全身酸楚不适等症。病程5～7日，一般伤风感冒全身症状不重，少有传变。时行感冒多呈流行性，常突然恶寒、高热、全身酸痛，全身症状明显，且可入里化热，变生他病。

辨证分型

1. 风寒感冒

恶寒发热，无汗，流清涕，鼻塞，咳嗽，痰量不多，质清稀，可伴有咽部不适感、头痛、关节酸痛等症状，舌苔薄白，脉浮紧。

2. 风热感冒

身热恶风，头痛，咳嗽，痰色黄，可伴有咽部肿痛，口渴喜饮。舌苔薄白或微黄，脉浮数。

3. 暑湿感冒

自觉发热，按其肌肤却不甚热，汗少，微恶风，鼻塞流涕，肢体酸重或疼痛，头昏重胀痛，咳嗽痰黏，心烦口渴，或汗出不畅，胸闷呕吐，腹泻便溏。

辨证论治

处方1

用药：胡椒15g，丁香9g，葱白适量。

用穴：神阙（图3-1）。

（1）神阙：在脐区，脐中央（视频3-1）。

视频3-1

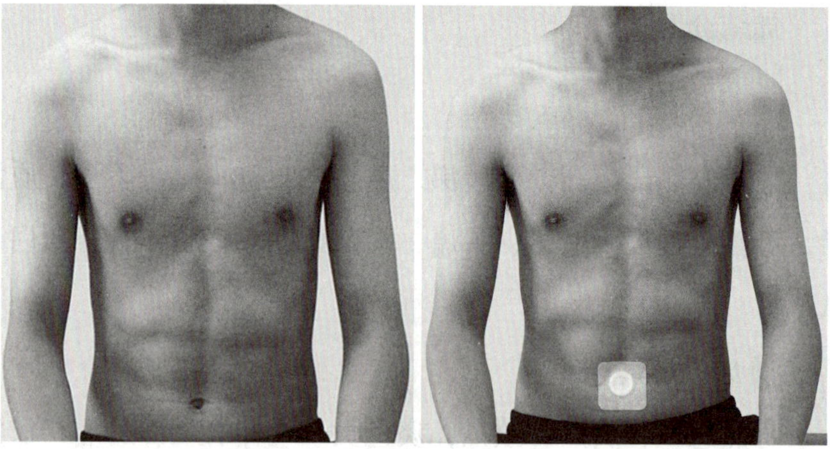

图3-1　神阙

用法：将上述药物研成细末，加入葱白捣烂混匀成糊状，填于脐中，用胶布固定。早晚各1次，2～3日为1疗程。

主治：风寒感冒。

注意事项

神阙穴下有丰富的血管，若贴敷后残余药物清理不当，容易造成感染。因此，此穴在贴敷后应及时将残留药渣及药液清理干净。

处方2

用药：连翘15g，薄荷9g，淡豆豉30g，葱白适量。

用穴：风池（图3-2）、大椎（图3-3）。

视频3-2　　视频3-3

（1）风池：在颈后区，枕骨之下，胸锁乳突肌与斜方肌之间的凹陷中（视频3-2）。

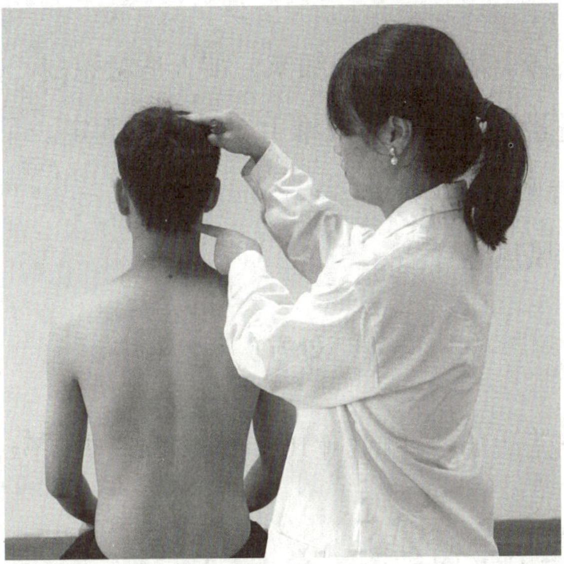

图3-2　风池

（2）大椎：在脊柱区，第7颈椎棘突下凹陷中，后正中线上（视频3-3）。

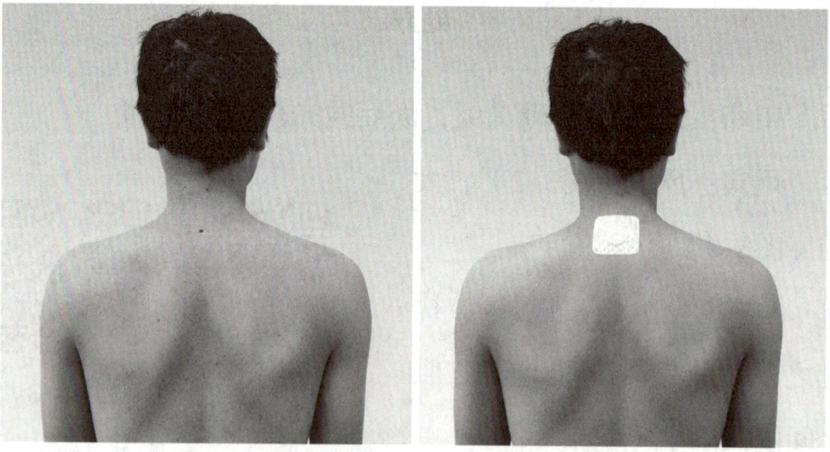

图3-3 大椎

用法：将上述药物研成细末，加入适量葱白，捣烂混匀成糊状，取适量涂于风池、大椎上，用胶布固定。早晚各1次，2~3日为1疗程。

主治：风热感冒。

处方3

用药：羌活10g，佩兰叶10g，苍术6g，香薷6g，明矾6g，生姜适量。

用穴：劳宫（图3–4）、涌泉（图3–5）。

（1）劳宫：在手掌心，当第2、3掌骨之间偏于第3掌骨，握拳屈指时中指尖处（视频3–4）。

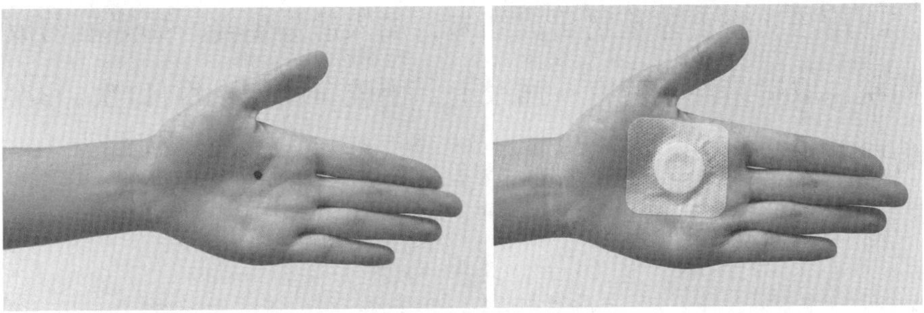

图3-4 劳宫

（2）涌泉：在足底，屈足卷趾时足心最凹陷处（视频3-5）。

视频3-4　视频3-5

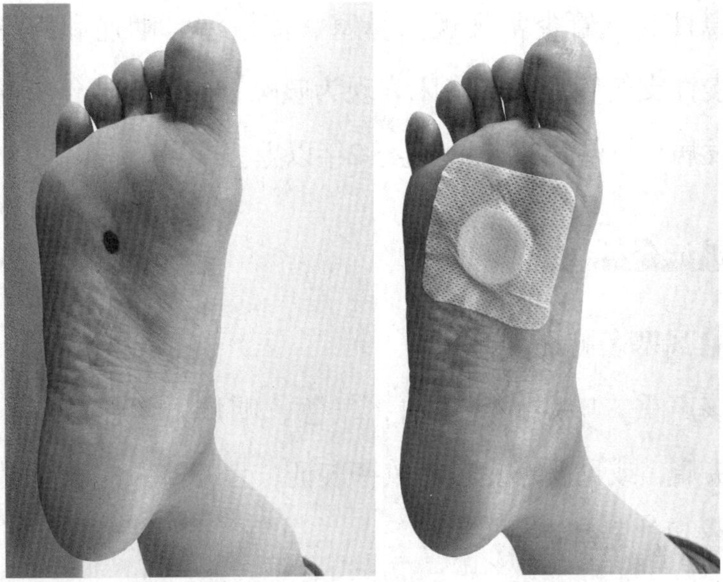

图3-5 涌泉

用法：将上述药物研成细末，加入适量生姜，捣烂混匀成糊状，取适量涂于劳宫、涌泉上，用胶布固定，每日1次，3次为1疗程。

主治：暑湿感冒。

二、支气管炎

支气管炎是气管、支气管黏膜及其周围组织的急慢性非特异性炎症。中医属于“咳嗽”范畴，又分为外感咳嗽与内伤咳嗽。

临床表现

急性支气管炎常表现为鼻塞、流清涕、咽痛和声音嘶哑等。慢性支气管炎主要临床表现为咳嗽、咳痰，或伴有喘息，每年发病持续超过3个月，连续2年以上。

辨证分型

1. 风寒袭肺证

咳声重，咳痰稀薄色白，气急，咽痒，常伴鼻塞、流清涕、头痛，或见恶寒发热等风寒表证，舌苔薄白，脉浮紧。

2. 风热犯肺证

咳嗽频剧，咳痰不爽，痰黏或黄，咽痛，常伴流黄涕、口渴，或见恶风、身热等风热表证，舌苔薄黄，脉浮数。

3. 风燥伤肺证

干咳，无痰或痰少而黏，喉痒，唇鼻干燥，口干，舌质红偏干，苔薄白或黄。

4. 痰湿蕴肺证

反复咳嗽，咳声重浊，痰多，痰出咳平，可伴胸闷脘痞、呕恶食少，舌苔白腻，脉滑。

5. 痰热郁肺证

咳嗽，气粗，痰多，质稠厚或黏黄，可伴有胸胁胀满、身热等，舌质红，苔薄黄腻，脉滑数。

辨证论治

处方1

用药：白芥子20g。

用穴：膻中（图3-6）、肺俞（图3-7）。

（1）膻中：在胸部，位于前正中线，平第4肋间，两乳头连线的中点（视频3-6）。

视频3-6　视频3-7

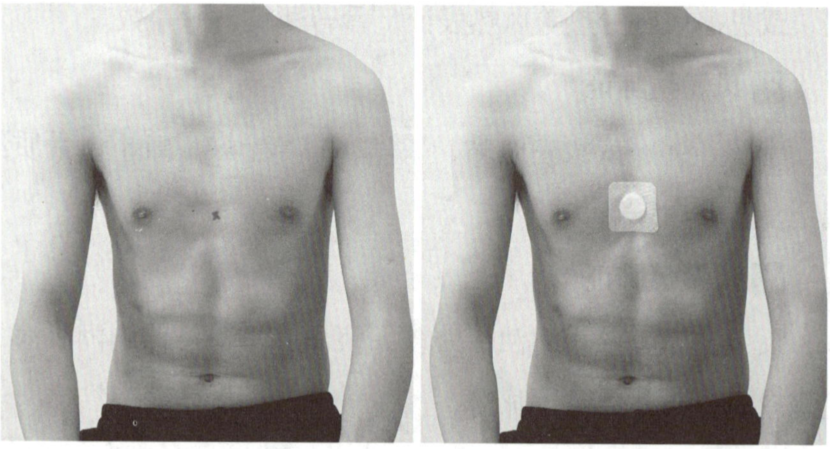

图3-6 膻中

（2）肺俞：在脊柱区，第3胸椎棘突下，后正中线旁开1.5寸（视频3-7）。

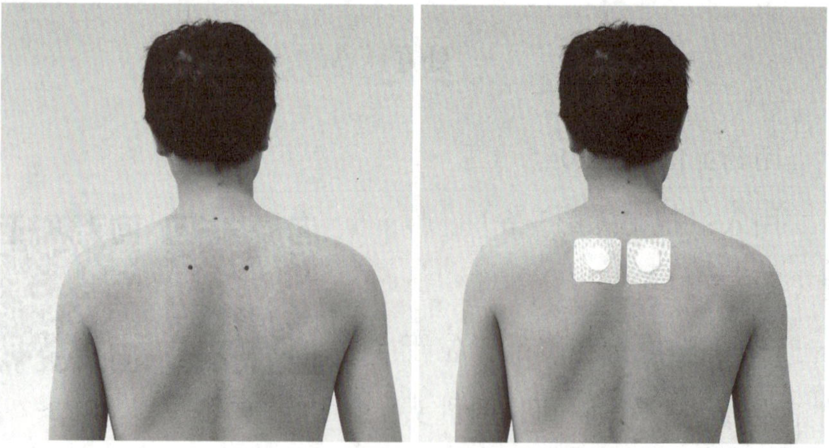

图3-7 肺俞

用法：将白芥子炒黄并研末，开水调成糊状，取适量涂于膻中、肺俞上，用胶布固定，可配合热敷。每日1次，7日为1疗程。

主治：风寒袭肺证。

处方2

用药：大青叶15g，薄荷9g，桑叶18g，麻油适量。

用穴：中府（图3–8）、中脘（图3–9）。

（1）中府：在胸部，横平第1肋间隙，锁骨下窝外侧，前正中线旁开6寸（视频3–8）。

视频3–8　视频3–9

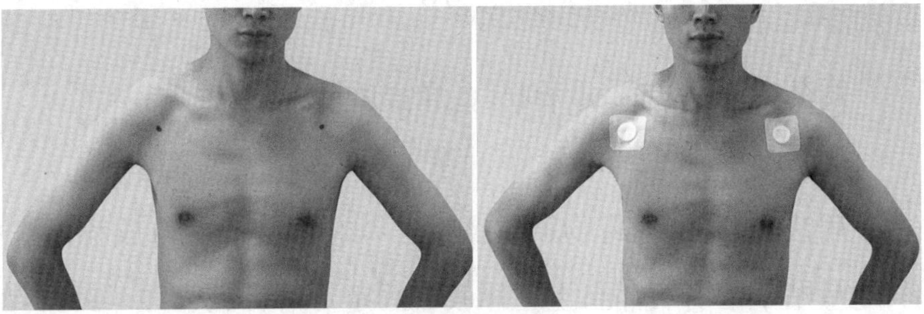

图3–8　中府

（2）中脘：在上腹部，脐中上4寸，前正中线上（剑突与肚脐连线中点）（视频3–9）。

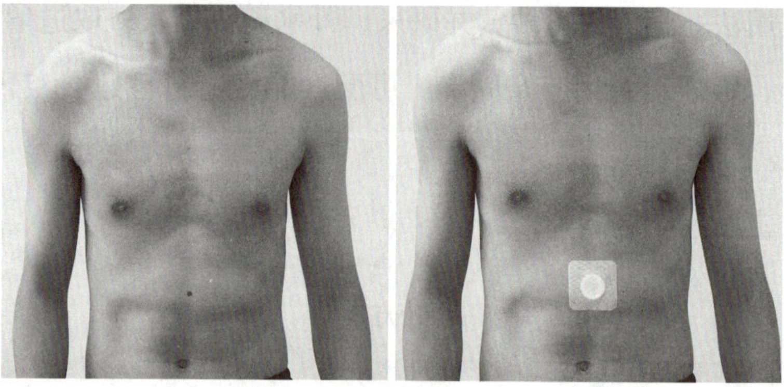

图3-9　中脘

用法：将上述药物研成细末，加入麻油，捣烂混匀成糊状，取适量贴于中府、中脘上，用胶布固定。每日1次，2～3日为1疗程。

主治：风热犯肺证。

处方3

用药：玉竹20g，瓜蒌15g，蜂蜜适量。

用穴：中府（图3-8）、涌泉（图3-5）。

用法：将上述药物研成细末，加入蜂蜜混匀成糊状，取适量贴于中府、涌泉上，用胶布固定。每日1次，2～3日为1疗程。

主治：风燥伤肺证。

处方4

用药：半夏、天南星各10g。

用穴：神阙（图3-1）。

用法：将上述药物研成细末，加入水混匀成糊状，取适量填于脐中，周围以纱布围住，用胶布固定。早晚各1次，2～3日为1疗程。

主治：痰湿蕴肺证。

处方5

用药：鱼腥草15g，青黛、蛤壳各10g，葱白适量。

用穴：神阙（图3-1）。

用法：将上述药物研成细末，加入葱白捣烂成糊状，取适量填于脐中，用胶布固定。早晚各1次，2～3日为1疗程。

主治：痰热郁肺证。

三、支气管哮喘

支气管哮喘是由多种炎症细胞介导的气道慢性炎症，具有遗传性。中医属“哮病”范畴，分为发作期与缓解期。

临床表现

支气管哮喘常表现为反复出现喘息、气急、胸闷或咳嗽，可自行缓解或经治疗缓解，与环境刺激有关。发作期喉中哮鸣音，呼吸急促困难，甚至不能平卧，缓解期可如常人。

辨证分型

1. 冷哮证

喉中哮鸣如水鸡声，喘息气急，形寒怕冷，受寒易发，舌苔白滑，脉浮紧或弦紧。

2. 热哮证

喉中痰鸣如吼，喘息气粗，口渴喜饮，汗出等，舌红，苔黄腻，脉滑数。

3. 肺脾气虚证

有哮喘发作史，气短声低，自汗，怕风，常易感冒，食少便溏等，舌淡苔白，脉细弱。

4. 肺肾两虚证

有哮喘发作史，气短息促，动则益甚，吸气不利，脑转耳鸣，腰酸腿软，可伴有五心烦热，颧红，口干，舌红少苔，脉细数，或畏寒肢冷。舌淡白，质胖，脉沉细。

辨证论治

处方1

用药：白芥子、延胡索各12g，细辛、甘遂各6g，生姜汁适量。

用穴：肺俞（图3－7），膏肓（图3-10）。

视频3-10

（1）膏肓：在脊柱区，第4胸椎棘突下，后正中线旁开3寸（视频3-10）。

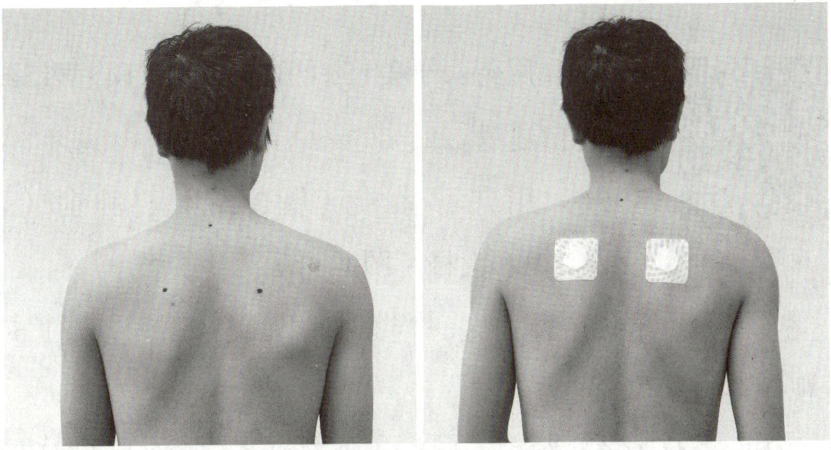

图3-10 膏肓

用法：上四味研细末，以姜汁调制成饼状，于夏季初、中、末三伏中午贴于穴位，每日贴4～6小时，每伏贴1次，3次为1疗程，连续贴3年。

主治：冷哮证。

处方2

用药：生石膏30g，黄芩10g，白桑皮10g，杏仁10克。

用穴：膻中（图3-6）、肺俞（图3-7）。

用法：将药物研末，加入开水调糊状，取适量贴于膻中、肺俞上，胶布固定，每日贴4~6小时，10次为1疗程。

主治：热哮证。

处方3

视频3-11

用药：干姜15g，陈皮15g，灯心草15g，葱白适量。

用穴：大椎（图3-3）、肺俞（图3-7）、大杼（图3-11）。

（1）大杼：在脊柱区，当第1胸椎棘突下，旁开1.5寸（视频3-11）。

用法：将干姜、陈皮、灯心草研为细末，葱白与上述药末共同捣烂成糊状，取适量涂于穴位，用胶布固定。每日早晚各1次，10次为1疗程。

主治：各型哮喘。

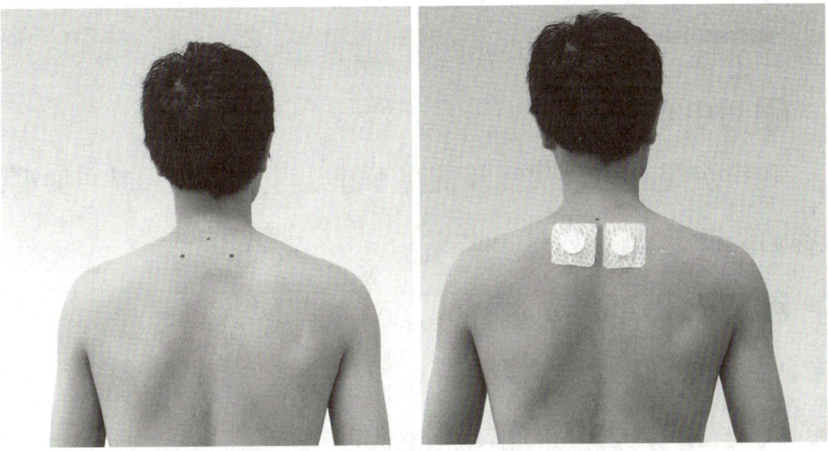

图3-11 大杼

四、呃逆

呃逆，俗称“打嗝”，西医又称为膈肌痉挛。轻者持续数分钟可不治而愈，严重者可持续几小时甚至几天，严重影响进食、谈话、呼吸以及睡眠。其病因多与胃、肠、腹膜、纵隔、食管的疾病有关，不良精神因素、寒凉刺激或饮食不慎常为诱发因素。

临床表现

呃逆常表现为气逆上冲，喉间呃呃连声，声短而频繁，不能自制。

辨证分型

1. 胃中寒冷证

呃声沉缓有力，胸膈及胃脘不舒，得热则减，遇寒加重，舌苔白，脉迟缓。

2. 胃火上逆证

呃声洪亮有力，口臭烦渴，多喜冷饮，胸膈满闷，小便短赤，大便秘结，舌苔黄燥，脉滑数。

3. 肝气犯胃证

呃逆连声，常因情志不畅诱发或加重，脘腹胀满，纳减嗳气，肠鸣矢气，苔薄白，脉弦。

4. 脾胃阳虚证

呃声低长无力，气不得续，脘腹不舒，喜温喜按，面色㿠白，手足不温，食少乏力，大便溏薄，舌淡，苔薄白，脉细弱。

5. 胃阴不足证

呃声短促不得续，口干咽燥，不思饮食，或食后饱胀，大便干结，舌红，苔少而干，脉细数。

辨证论治

处方1

用药：丁香、沉香、吴茱萸各15g，生姜、葱白适量。

用穴：神阙（图3–1）。

用法：上三味研细末，以姜汁及葱白调制成糊状，取适量贴于脐上，胶布固定，每日贴4～6小时。

主治：胃中寒冷证。

处方2

用药：丁香10g，大黄10g，甘草10g。

视频3–12　视频3–13

用穴：中脘（图3–9）、阴都（图3–12）、天枢（图3–13）。

（1）阴都：在上腹部，当脐中上4寸，前正中线旁开0.5寸（视频3–12）。

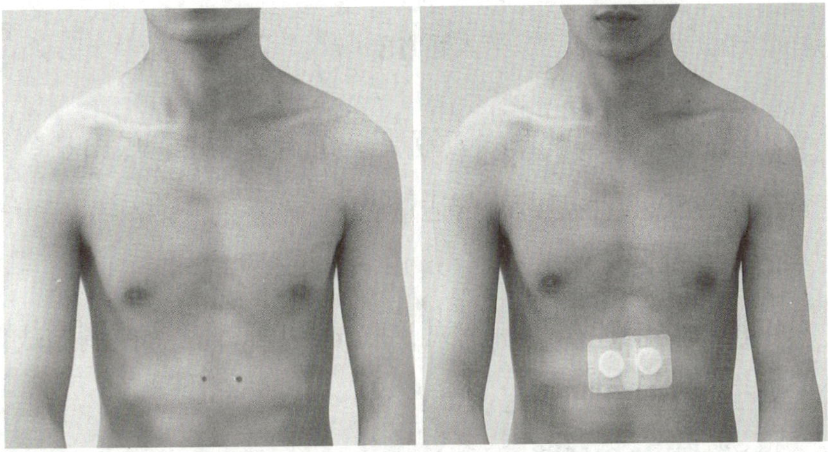

图3–12　阴都

（2）天枢：位于腹部，横平脐中，前正中线旁开2寸（视频3-13）。

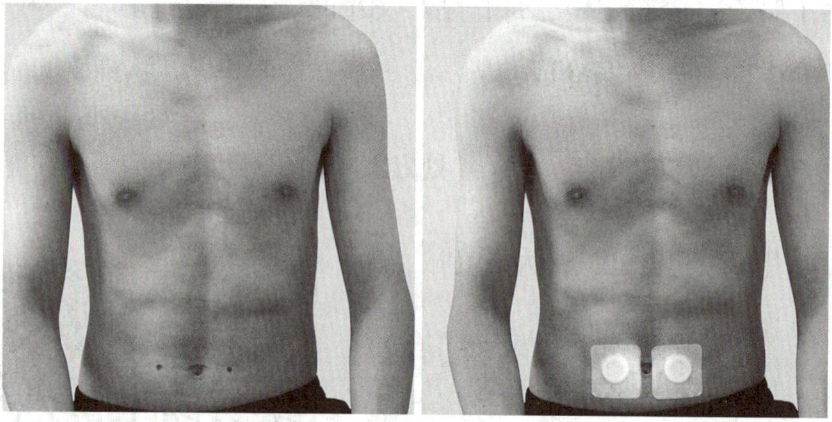

图3-13 天枢

用法：将上述药物研成细末，取适量涂于穴位上，用胶布固定，每日1次，5次为1疗程。

主治：胃火上逆证。

处方3

用药：柿蒂、丁香、刀豆壳、沉香各15g，焦山楂、麦芽、神曲各50g，生姜、葱白适量。

用穴：神阙（图3-1）。

用法：将上述药物研细末，取10g以姜汁及葱白调制成糊状，贴于脐上，胶布固定。

主治：肝气犯胃证。

处方4

用药：丁香15g，沉香15g，吴茱萸15g，生姜、葱白适量。

用穴：神阙（图3-1），中脘（图3-9）。

用法：将上述药物研细末，生姜和葱白捣烂后与药末混匀调制成糊状，取适量贴于穴位上，胶布固定，每日1次，5次为1疗程。

主治：脾胃阳虚证。

五、呕吐

呕吐，是指胃失和降，气逆于上，迫使胃中之物从口中吐出的病证。

临床表现

呕吐常表现为呕吐饮食、痰涎、水液等胃内容物，常伴有恶心、食欲下降、泛酸嘈杂、胸脘痞闷等症状。

辨证分型

1. 外邪犯胃证

突然呕吐，胸脘满闷，发热恶寒，头身疼痛，舌苔白腻，脉濡缓。

2. 食滞内停证

呕吐酸腐，脘腹胀满，嗳气厌食，舌苔厚腻，脉滑实。

3. 痰饮中阻证

呕吐清水痰涎，脘闷不食，头眩，苔薄白，脉弦。

4. 肝气犯胃证

呕吐吞酸，嗳气频繁，胸胁胀痛，舌淡红，苔薄，脉弦。

5. 脾胃气虚证

恶心呕吐，食欲不振，脘部痞闷，大便不畅，舌淡胖，苔薄，脉细。

6. 脾胃阳虚证

饮食稍多则吐，时作时止，面色㿠白，四肢不温，大便溏薄，舌淡，苔薄白，脉濡弱。

7. 胃阴不足证

呕吐反复发作，饥而不欲食，口燥咽干，舌红少津，脉细数。

辨证论治

处方1

用药：胡椒10g，绿茶3g，酒曲适量，葱白适量。

用穴：膻中（图3–6），中脘（图3–9）。

用法：将上述药物研末，以葱白搅汁调制成糊状，取适量贴于穴位上，胶布固定，每日1次，5次为1疗程。

主治：外邪犯胃证。

处方2

用药：紫苏30g，山楂30g，生姜汁适量。

用穴：膻中（图3-6），中脘（图3-9）。

用法：将上述药物研末，以生姜汁调制成糊状，取适量贴于穴位上，胶布固定，每日1次，5次为1疗程。

主治：食滞内停证。

处方3

用药：半夏10g，陈皮12g，黄连3g，生姜汁适量。

用穴：膻中（图3-6），中脘（图3-9）。

用法：将上述药物研末，以生姜汁调制成糊状，取适量贴于穴位上，胶布固定，每日1次，5次为1疗程。

主治：痰饮中阻证。

处方4

用药：紫苏叶10g，白芍10g，陈皮10g，半夏10g，厚朴10g，茯苓20g，砂仁8g，醋适量。

用穴：中脘（图3-9），期门（图3-14）。

（1）期门：在胸部，第6肋间隙，前正中线旁开4寸（视频3-14）。

视频3-14

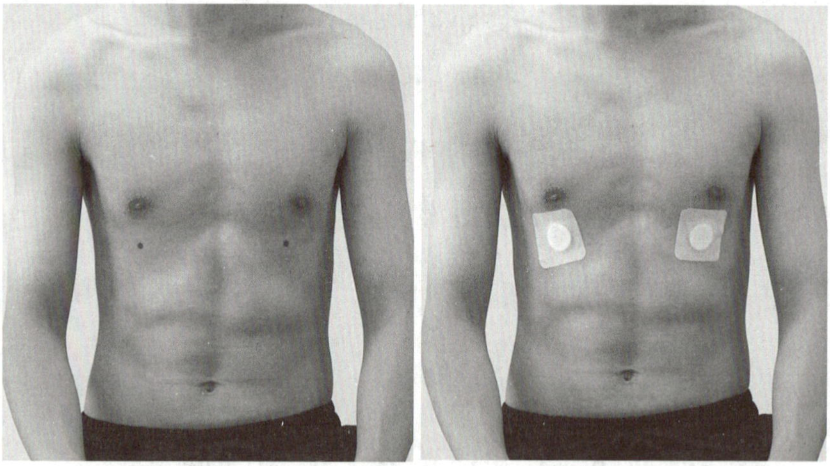

图3-14　期门

用法：研末备用，以醋调制成糊状，取适量贴于穴位上，以纱布覆盖，胶布固定，每日1次，连用3日。

主治：肝气犯胃证。

处方5

用药：半夏20g，丁香15g，黄连5g，黄酒适量。

用穴：中脘（图3－9），关元（图3–15）。

（1）关元：在下腹部，前正中线上，当脐中下3寸（视频3–15）。

视频3–15

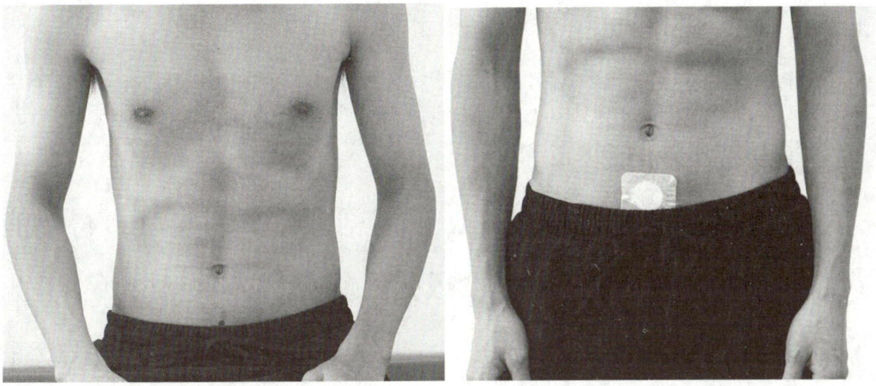

图3–15 关元

用法：将上述药物研末，以黄酒调制成糊状，取适量贴于穴位上，以纱布覆盖，胶布固定，每日1次，连用3日。

主治：脾胃阳虚证。

六、胃痛

胃痛又称“胃脘痛”。是指胃脘部以上近心窝处疼痛为主症的病证。常见于西医学的急慢性胃炎、消化性溃疡、胃痉挛、胃扭转、胃下垂、胃黏膜脱垂症、胃神经官能症等疾病。

临床表现

胃痛以上腹胃脘部疼痛为主症，常伴有胃脘部痞闷或胀满、恶心呕吐、食欲不振、吞酸嘈杂等症状。

辨证分型

1. 寒凝气滞证

胃痛因感受寒邪而发作，疼痛剧烈，畏寒喜暖，得热痛减，喜热饮，舌苔白、脉弦紧或弦迟。

2. 饮食积滞证

因暴饮暴食而导致胃脘疼痛，胀满拒按，嗳腐吞酸，或者呕吐不消化食物，吐后较为舒适，不思饮食，舌苔厚腻，脉滑。

3. 肝郁气滞证

胃脘胀满而痛，痛连两肋，嗳气反酸，善叹息，每因烦恼郁怒而痛作，舌淡苔薄白，脉弦；甚则痛势急迫，心烦易怒，嘈杂吐酸，口干口苦，舌红苔黄，脉弦数。

4. 瘀血阻络证

胃脘痛如针刺或刀割，痛处固定，按之痛甚，或见吐血，黑便。舌质紫暗或有瘀斑，脉涩。

5. 脾胃虚寒证

胃脘隐隐作痛，绵绵不断，喜暖喜按，得食则减，时吐清水，纳少，乏力神疲，手足欠温，大便溏薄。舌质淡，脉细弱。

6. 脾胃阴虚证

胃脘隐隐灼痛，饥不欲食，烦渴思饮，口燥咽干，大便干。舌红少苔，脉细数或弦细。

处方1

用药：白芷10g，木香15g，麦芽10g，神曲10g。

用穴：中脘（图3-9）、足三里（图3-16）。

（1）足三里：在小腿前外侧，当外膝眼下3寸，距胫骨前缘一横指（中指）（视频3-16）。

视频3-16

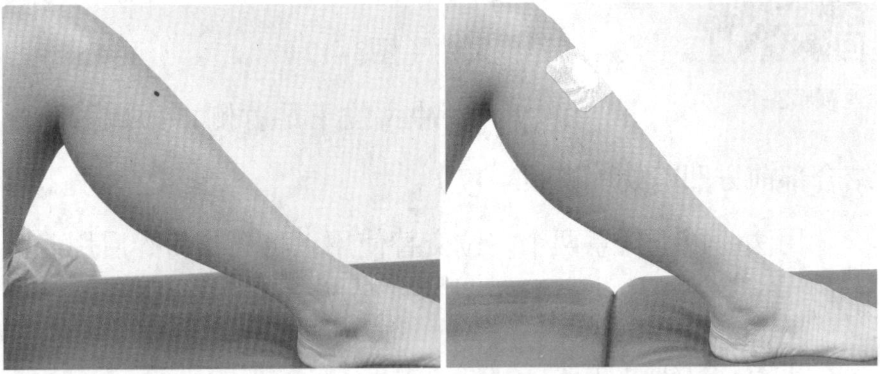

图3-16　足三里

用法：将药物碾成细末，密封备用。用时取药粉2g，加酒调成饼状，分成数小块，贴于上述穴位。两天换药1次，5次为1疗程。

主治：饮食积滞证。

处方2

用药：干姜30g，食盐100g。

用穴：胃痛局部。

用法：将干姜与食盐同入锅内炒热后放入布袋中，熨烫胃痛处。

主治：寒凝气滞证。

处方3

视频3-17

用药：柴胡15g，麦芽15g。

用穴：中脘（图3-9）、期门（图3-14）、太冲（图3-17）。

（1）太冲：位于足背侧，第1、2趾骨结合部前方凹陷处（视频3-17）。

用法：以上任意两个穴位交替使用，将药物粉碎后用姜汁调敷。

主治：肝郁气滞证。

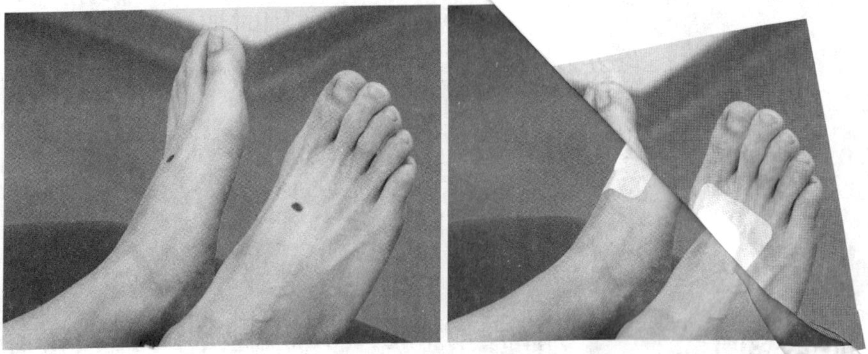

图3-17　太冲

处方4

用药：红花10g，桃仁10g，麦芽15g。

用穴：足三里（图3-16）、膈俞（图3-18）。

（1）膈俞：在背部，当第7胸椎棘突下，后正中线旁开1.5寸（视频3-18）。

视频3-18

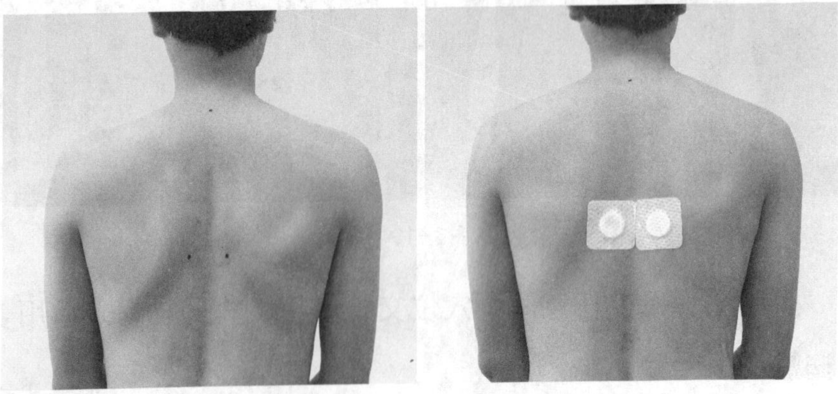

图3-18　膈俞

用法：将……成细末，密封备用。用时取药粉2g，加酒调成饼状，……小块，贴于上述穴位。

主治：……血阻络证。

处方5

用药：川椒150g，炮姜100g，檀香100g，苍术200g。

视频3-19

用穴：中脘（图3-9）、神阙（图3-1）、气海（图3-19）。

（1）气海：在下腹部，前正中线上，当脐下1.5寸处（视频3-19）。

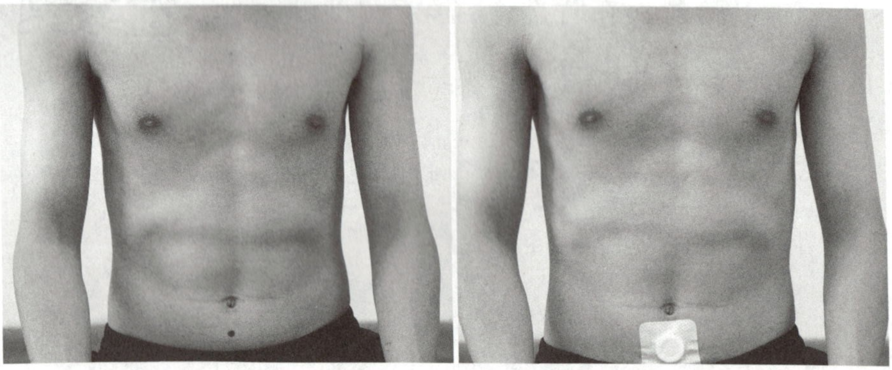

图3-19　气海

用法：以上任意两个穴位交替使用，将药物粉碎后用姜汁调敷。

主治：脾胃虚寒证。

处方6

用药：人参10g，白术15g，麦芽15g。

视频3-20　视频3-21　视频3-22

用穴：胃俞（图3-20）、太溪（图3-21）、三阴交（图3-22）。

（1）胃俞：在脊柱区，第12胸椎棘突下，后正中线旁开1.5寸（视频3-20）。

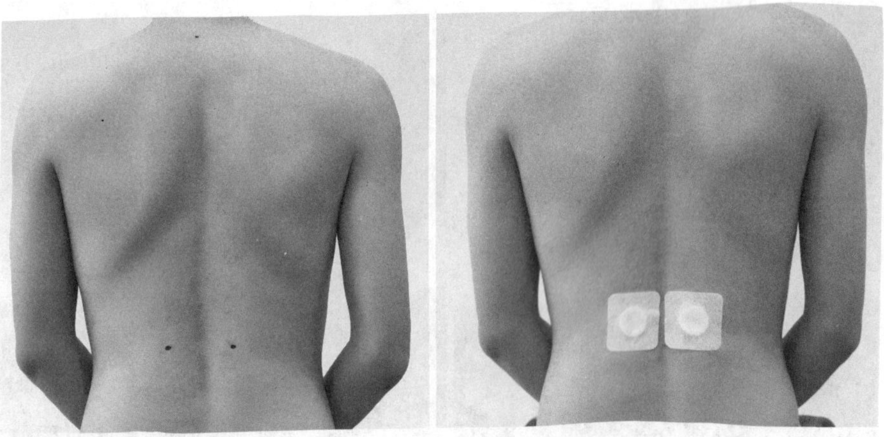

图3-20　胃俞

（2）太溪：在足踝区，内踝尖与跟腱之间的凹陷处（视频3-21）。

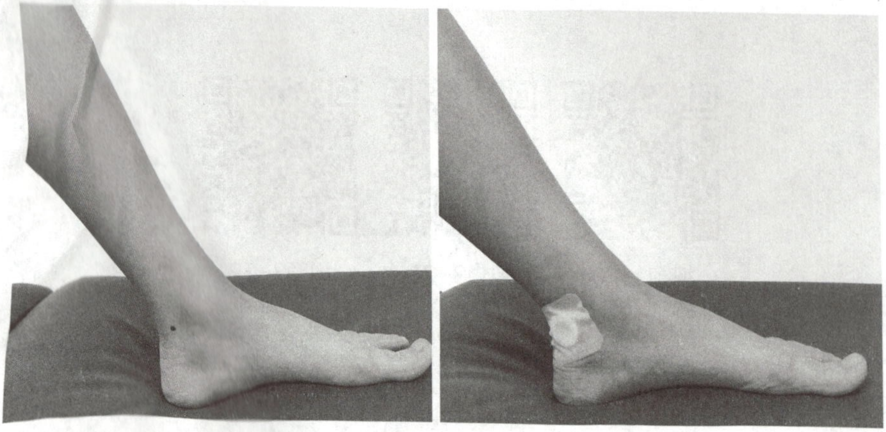

图3-21 太溪

（3）三阴交：在小腿内侧，当足内踝尖上3寸，胫骨内侧缘后方（视频3-22）。

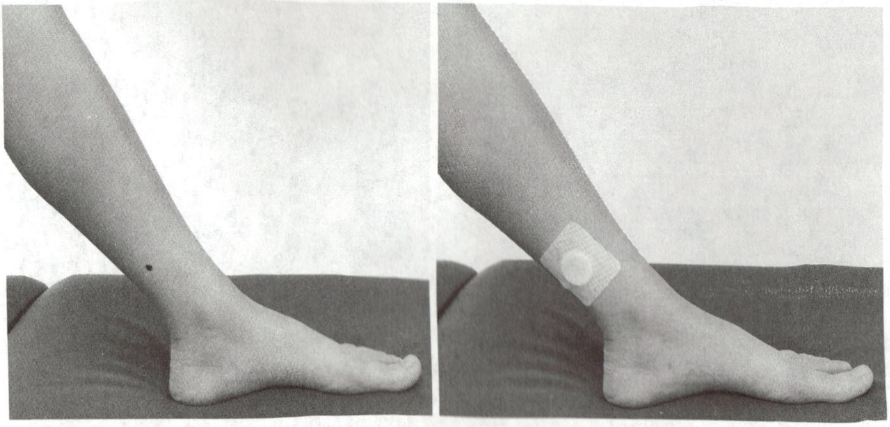

图3-22 三阴交

用法：以上任意两个穴位交替使用，将药物粉碎后用姜汁调敷。

主治：脾胃阴虚证。

七、腹痛

腹痛是指胃脘部以下，耻骨联合以上部分发生的疼痛。疼痛发作时可表现为剧烈疼痛，或隐隐作痛，或间隔阵痛。引起腹痛的常见原因可分为外邪侵袭和内有所伤两大类。在现代医学的范畴，腹痛大致包括急慢性胰腺炎、急慢性腹膜炎、急慢性肠炎、肠痉挛。

临床表现

多因感受六淫之邪，或虫积、食滞，或气滞血瘀、气血亏损等导致腹痛。疼痛发作时可表现为剧烈疼痛或隐隐作痛，或间隔阵痛。腹痛因各种病邪不同而疼痛的临床症状也略有区别。

辨证分型

1. 寒邪内阻证

腹痛急暴，得温痛减，遇冷更甚，口淡不渴，小便清利，大便溏薄。舌苔白腻，脉沉紧。

2. 湿热壅滞证

腹痛拒按，胸闷不舒，大便秘结或溏滞不爽，烦渴引饮，自汗，小便短赤，舌苔黄腻，脉濡数。

3. 中虚脏寒证

腹痛绵绵，时作时止，喜热恶冷，痛时喜按，饥饿劳累后更甚，得食或休息后稍减，大便溏薄；兼有神疲、气短、怯寒等证，舌淡苔白，脉沉细。

4. 饮食积滞证

脘腹胀满疼痛，拒按，恶食，嗳腐吞酸，或痛而欲泻，泻后痛减，或大便秘结，舌苔腻，脉滑实。

5. 气滞血瘀证

以气滞为主者，症见脘腹胀闷或痛，攻窜不定，痛引少腹，得嗳气或矢气则胀痛略减，遇恼怒则加剧，脉弦，苔薄；以血瘀为主者，则痛势较剧，痛处不移，舌质青紫，脉弦或涩。

处方1

用药：葱白10根，羌活30g，生姜30g。

用穴：神阙（图3–1）。

用法：上述药物和麸皮炒熟，用布包裹后熨脐腹上，冷后再炒热换敷。

主治：寒凝腹痛证。

处方2

用药：芒硝50g。

用穴：神阙（图3–1）。

用法：芒硝打碎，装入布袋中，稍加水湿润，敷脐或兼敷痛处，纱布覆盖，胶布固定。每日用药1次，连用5日。

主治：湿热腹痛证。

处方3

用药：艾绒1把，米醋适量。

用穴：神阙（图3–1）。

用法：艾绒用醋炒热，热熨神阙穴，冷则用热水袋频熨之。

主治：虚寒腹痛证。

处方4

用药：厚朴2g，枳壳2g，香附1g，柴胡1g，半夏1g，茯苓1g。

用穴：神阙（图3–1）。

用法：上述药物研细末，姜汁调拌成糊状，贴敷于神阙穴，纱布覆盖，胶布固定。每次12～18小时，每日1次。

主治：食积腹痛证。

处方5

用药：莱菔子120g，生姜60g，葱连根须500g，白酒1杯。

用穴：腹部局部。

用法：莱菔子打碎，生姜等切碎，加酒调拌后入锅炒热，用布包裹，遍熨腹部。一般从上往下，从右到左，冷后则加热再熨。

主治：气滞腹痛证。

八、泄泻

泄泻又称“腹泻”，是指排便次数增多，粪便稀薄，或泻出如水样。古人将大便溏薄者称为“泄”，大便如水注者称为“泻”。本病一年四季均可发生，但以夏秋两季多见。本证可见于多种疾病，临床可分为急性泄泻和慢性泄泻两类。

临床表现

本病以便次增多，便质稀薄甚如水样；或便次不多，但便质清稀为主要表现。可伴有腹胀、腹痛、肠鸣、纳呆等证。急性暴泻，起病突然，病程短，可伴有恶寒、发热等症；慢性腹泻，起病缓慢，病程较长，反复发作，时轻时重。

辨证分型

1. 寒湿泄泻证

泄泻清稀，甚则如水样，腹痛肠鸣，脘闷食少，苔白腻，脉濡缓。

2. 湿热泄泻证

泄泻腹痛，泻下急迫，或泻而不爽，粪色黄褐，气味臭秽，肛门灼热，烦热口渴，小便短赤，苔黄腻，脉滑数或濡数。

3. 脾虚泄泻证

大便时溏时泻，迁延反复，完谷不化，饮食减少，食后脘闷不舒，稍进油腻食物则大便次数明显增加，面色萎黄，神疲倦怠，舌淡苔白，脉细弱。

4. 肾虚泄泻证

黎明之前，脐腹作痛，肠鸣即泻，泻后则安，形寒肢冷，腰膝酸软，舌淡苔白，脉细弱。

处方1

用药：巴豆仁2粒，去油；熟大枣1枚。

用穴：神阙（图3–1）、涌泉（图3–5）。

用法：巴豆仁去油，大枣去核后，共捣烂，用油纱布或纱布包裹，压成饼状，敷于上述穴位。

主治：寒湿泄泻证。

处方2

用药：黄连10g，黄柏15g，砂仁6g，米壳6g，焦山楂20g，五倍子5g。

用穴：神阙（图3-1）。

用法：上述药物研细末，混合备用。用时取适量用陈醋调成糊状，填满脐窝，胶布固定，24小时后去掉。

主治：湿热泄泻证。

处方3

用药：黄芪15g，苍术10g，白术10g，独活10g，细辛10g，草豆蔻9g，肉桂9g。

用穴：神阙（图3-1）、足三里（图3-16）。

用法：上述药物研细末，混合。用姜汁调成糊状，敷于上述穴位，4～8小时皮肤潮红后取下，治疗3个月为1疗程。

主治：脾虚泄泻证。

处方4

用药：吴茱萸30g，补骨脂30g，五味子30g，生硫黄30g，带根须葱白10根。

用穴：神阙（图3–1）。

用法：葱白切碎，余药研为粗末。将上述药物放入铁锅内，加适量黄酒，炒热，纱布包裹，热熨脐中穴，每次30分钟，每日1～2次，1剂药可用3日。

主治：肾虚泄泻证。

九、失眠

失眠，又称入睡和维持睡眠障碍症，是指无法入睡或无法保持睡眠状态，导致睡眠不足。常表现为不寐、不得眠、目不瞑、不得卧，是以经常不能获得正常睡眠为特征的一种病症。环境原因、个体因素、身体原因、精神因素、情绪因素等都有可能造成失眠。

临床表现

失眠以睡眠时间不足、睡眠深度不够及不能消除疲劳，恢复体力与精力为主要证候特征。轻者入寐困难或寐而易醒，醒后不寐；重者彻夜难眠。常伴有头晕、头痛、神疲乏力、心悸、健忘，甚至心神不宁等。

辨证分型

1. 心火偏亢证

心烦不寐，躁扰不宁，怔忡，口干舌燥，小便短赤，口舌生疮，舌尖红，苔薄黄，脉细数。

2. 肝郁化火证

急躁易怒，不寐多梦，甚至彻夜不眠，头晕头胀，目赤耳鸣，口干而苦，便秘溲赤，舌红苔黄，脉弦数。

3. 痰热内扰证

不寐，胸闷心烦，泛恶，嗳气，伴有头晕目眩，口苦，舌红苔黄腻，脉滑数。

4. 胃气失和证

不寐，脘腹胀满，胸闷嗳气，嗳腐吞酸，或见恶心呕吐，大便不爽，舌苔腻，脉滑。

5. 阴虚火旺证

心烦不寐，心悸不安，腰酸足软，伴头晕、耳鸣、健忘、遗精、口干津少、五心烦热，舌红少苔，脉细而数。

6. 心脾两虚证

多梦易醒，心悸健忘，神疲食少，头晕目眩，伴有四肢倦怠、面色少华，舌淡苔薄，脉细无力。

7. 心胆气虚证

心烦不寐，多梦易醒，胆怯心悸，触事易惊，伴有气短自汗、倦怠乏力，舌淡，脉弦细。

处方1

用药：干荷叶10g，麦冬1粒。

用穴：神门（图3-23）、阳辅（图3-24）。

（1）神门：腕横纹尺侧端，尺侧腕屈肌腱的桡侧凹陷处（视频3-23）。

视频3-23　视频3-24

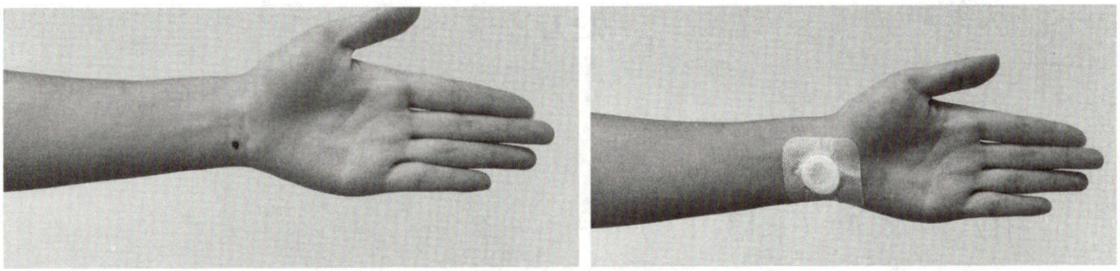

图3-23　神门

（2）阳辅：在小腿外侧，当外踝尖上4寸，腓骨前缘稍前方（视频3-24）。

用法：取干荷叶一小片揉碎，用开水调成糊状，将调好的药膏贴在右侧的阳辅穴处；再取麦冬1粒捣碎，用同样的方法调好药膏，敷贴在左侧神门穴处，用胶布固定。晚上贴敷，早上取下。

主治：心火偏亢证。

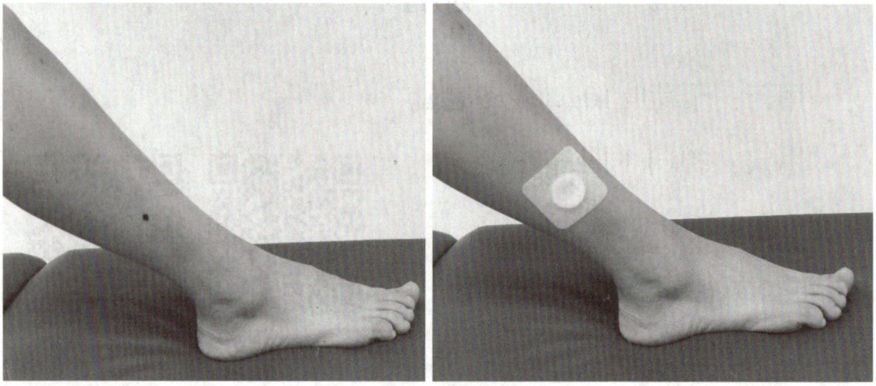

图3-24 阳辅

处方2

用药：桑葚子1粒。

用穴：太冲（图3-17）。

用法：取1粒黑色的成熟桑葚子捣烂，贴在左侧太冲穴上，以胶布固定。

主治：肝郁化火证。

处方3

用药：枳实10g，陈皮10g，甘草8g，茯苓10g。

用穴：肺俞（图3-7）、心俞（图3-25）。

（1）心俞：在脊柱区，当第5胸椎棘突下，后正中线旁开1.5寸（视频3-25）。

视频3-25

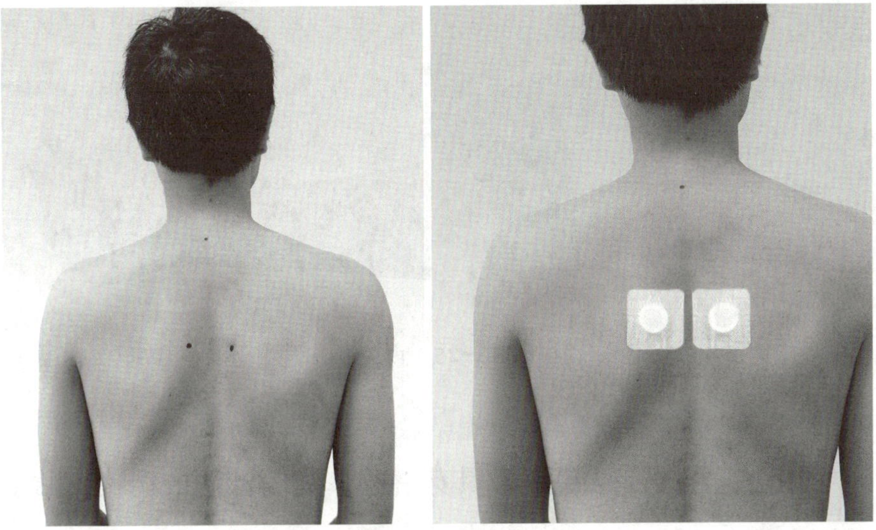

图3-25 心俞

用法：将上述药物捣碎，用开水调成糊状，贴于患者肺俞穴、心俞穴处。

主治：痰热内扰证。

处方4

用药：麦芽10g，麦冬10g。

视频3-26

用穴：内关（图3-26），神门（图3-23）。

（1）内关：位于前臂掌侧，腕横纹上2寸，掌长肌腱与桡侧腕屈肌腱之间（视频3-26）。

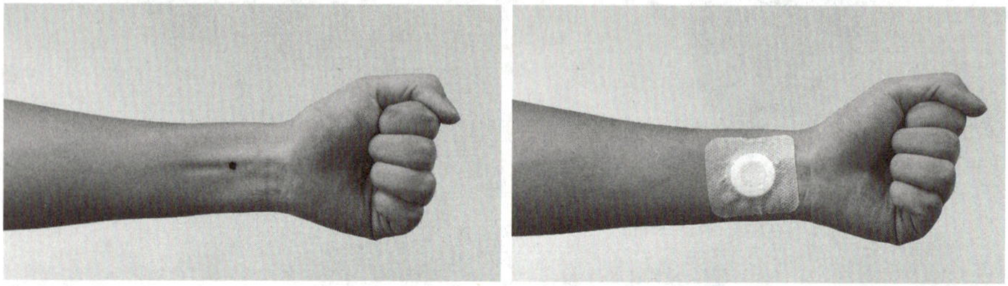

图3-26 内关

用法：将麦芽去壳，取其芽捣碎，加姜汁调成糊状，贴于左侧内关穴；麦冬捣碎，加姜汁调成糊状，贴于左侧神门穴。晚上贴，早上取下。

主治：胃气失和证。

处方5

用药：黄连12g，生地黄12g，麦冬15g。

用穴：神门（图3-23）、大陵（图3-27）、太溪（图3-21）。

视频3-27

（1）大陵：在腕掌横纹的中点处，当掌长肌腱与桡侧腕屈肌腱之间（视频3–27）。

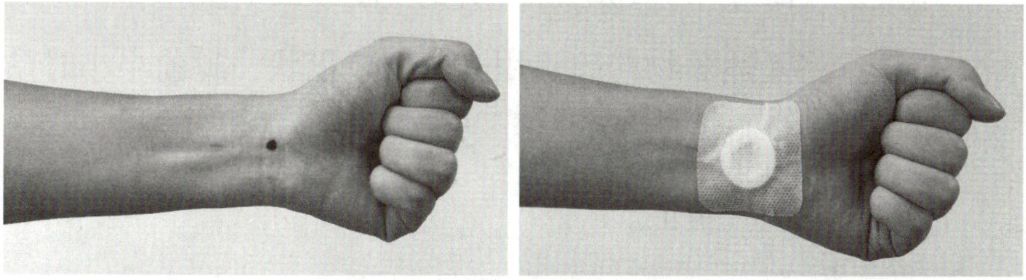

图3–27 大陵

用法：将上述药物捣碎，加黄酒调成糊状，贴于上述任意两个穴位处。

主治：阴虚火旺证。

处方6

用药：归脾丸（中成药）。

用穴：神阙（图3–1）。

用法：将适量归脾丸捣碎，填入神阙穴，外面用胶布固定，晚上贴，早上取下。

主治：心脾两虚证。

处方7

用药：黄芪10g，当归5g，远志5g，石菖蒲5g。

用穴：气海（图3–19）、三阴交（图3–22）。

用法：将上述药物粉碎，用开水调成糊状，睡前半小时贴于上述穴位上，每次6～12小时，隔日1次，共治疗6周。

主治：心胆气虚证。

十、癃闭

癃闭是由于肾和膀胱气化失司导致的以排尿困难、全日总尿量明显减少、小便点滴而出、甚则闭塞不通为临床特征的一种病症。其中以小便不利，点滴而短少，病势较缓者称为“癃”；以小便闭塞，点滴全无，病势较急者称为“闭”。癃和闭虽有区别，但都是指排尿困难，只是轻重程度上的不同，因此多合称为癃闭。

临床表现

小便点滴而下或点滴全无。起病可突然发作，或逐渐形成，少腹或胀或不胀，但尿道无疼痛感觉。病情严重时，还可见到头晕、头痛、恶心、呕吐胸闷、喘促、水肿甚至神昏等症。

辨证分型

1. 膀胱湿热证

小便点滴不通，或量少而短赤灼热，小腹胀满，口苦口黏，或口渴不欲饮，或大便不畅，舌苔黄腻，舌质红，脉数。

2. 肺热壅盛证

全日总尿量极少或点滴不通，咽干，烦渴欲饮，呼吸急促或咳嗽，苔薄黄，脉数。

3. 肝郁气滞证

小便不通，或通而不爽，胁腹胀满，情志抑郁，或多烦易怒，舌红，苔薄黄，脉弦。

4. 脾气不升证

时欲小便而不得出，或量少而不爽利，气短，语声低微，小腹坠胀，精神疲乏，食欲不振，舌质淡，脉弱。

5. 肾阳衰惫证

小便不通或点滴不爽，排出无力，面色皖白，神气怯弱，畏寒怕冷，腰细冷而酸软无力，舌淡，苔薄白，脉沉细而弱。

处方1

用药：莱菔子5g，麝香止痛膏。

用穴：神阙（图3-1）。

用法：将莱菔子5g放入神阙穴后，用麝香止痛膏固定。同时用热水袋敷贴促进药物吸收。每日1次。

主治：膀胱湿热证。

处方2

用药：肉桂3g，硫黄18g，冰片9g，大蒜头1个。

用穴：涌泉（图3-5）。

用法：取上药适量捣碎成泥，敷于双侧涌泉穴。

主治：肺热壅盛证。

处方3

用药：蒲公英30g，木香30g，当归30g，白芷30g，薄荷30g，栀子30g，紫花地丁18g，瓜蒌18g，黄芪18g，郁金18g，麝香4g。

用穴：神阙（图3-1）。

用法：将药物研细末，贮瓶备用，敷贴时取适量药物，加醋调成糊状，敷脐中，胶布固定，2日换药1次，8次为1疗程。

主治：肝郁气滞证。

处方4

用药：薄荷10g，冰片2g，黄芪15g。

用穴：足三里（图3–16）。

用法：将上述药物研磨，用开水调成糊状，将调好的药膏敷贴于穴位处，每日2次。

主治：脾气不升证。

处方5

用药：紫皮大蒜1枚，蓖麻仁60g。

用穴：涌泉（图3–5）。

用法：将上述药物捣成糊状，分成2等份，分别贴敷双侧涌泉穴，每日1次，1周为1疗程。

主治：肾阳虚衰证。

十一、眩晕

眩晕是自觉头晕眼花、视物旋转的一种症状。眩是指眼花或眼前发黑，晕是指头晕或感觉自身或外界景物旋转，二者常同时并见，所以称为“眩晕”。眩晕是临床常见病症，多见于中老年人，亦可见于青年人。常见于高血压病、低血糖症、脑动脉硬化、椎—基底动脉供血不足、贫血等。

临床表现

眩晕主要表现为头晕目眩，轻者仅眼花，头重脚轻，闭目即止；重者如坐车船，视物旋转，甚者仆倒。可伴有恶心呕吐、眼球震颤、耳鸣耳聋、汗出、心悸心慌、面色苍白等。可反复发作，若兼见头目胀痛，心烦易怒，肢麻震颤，应警惕发生中风。

辨证分型

1. 肝阳上亢证

眩晕，耳鸣，头目胀痛，口苦，失眠多梦，遇烦劳郁怒而加重，甚者扑倒，颜面潮红，急躁易怒，肢麻震颤，舌红苔黄，脉弦或数。

2. 痰湿中阻证

眩晕，头重昏蒙，或伴视物旋转、胸闷恶心、呕吐痰涎、食少多寐，舌苔白腻，脉滑。

3. 瘀血阻窍证

眩晕，头痛，兼见健忘，失眠，心悸，精神不振，耳鸣耳聋，面唇紫暗，舌暗有瘀斑，脉涩或细涩。

4. 气血亏虚证

眩晕动则加剧，劳累即发，面色㿠白，神疲乏力，倦怠懒言，唇甲不华，发色不泽，心悸少寐，纳少腹胀。舌淡苔薄白，脉细弱。

5. 肾精不足

眩晕日久不愈，精神萎靡，腰酸膝软，少寐多梦，健忘，两目干涩，视力减退；或遗精滑泻，耳鸣齿摇；或颧红咽干，五心烦热，舌红少苔，脉细数；或面色㿠白，身寒肢冷，舌淡嫩，苔白，脉弱。

处方1

视频3-28

用药：吴茱萸10g，肉桂10g。

用穴：申脉（图3-28）、涌泉（图3-5）。

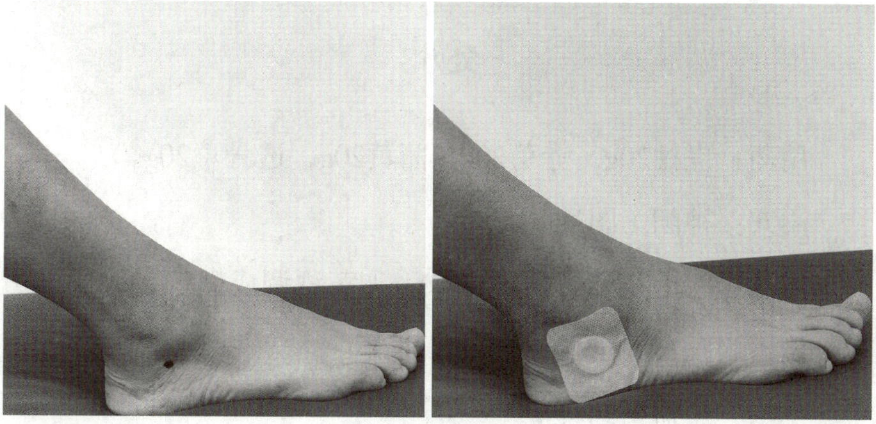

图3-28　申脉

（1）申脉：在踝区，外踝尖直下，外踝下缘与跟骨之间的凹陷中（视频3–28）。

用法：将上述药物研成细末，加酒炒热，取适量贴于穴位，用胶布固定。每日1次，10次为1疗程。

主治：肝阳上亢证。

处方2

用药：胆南星12g，明矾12g，川芎12g，郁金12g，白芥子30g。

用穴：神阙（图3–1）。

用法：将上述药物研成细末，加生姜汁调成糊状，取适量贴于穴位，用胶布固定。每日1次，10次为1疗程。

主治：痰湿中阻证。

处方3

用药：虎杖20g，赤芍20g，蒲黄20g，透骨草20g。

用穴：神阙（图3–1）。

用法：将上述药物研成细末，加黄酒调成糊状，取适量贴于穴位，用胶布固定1小时。每日1次。

主治：瘀血阻窍证。

处方4

用药：黄芪15g，五味子10g，棉花根10g，当归5g。

用穴：神阙（图3-1）。

用法：将上述药物研成细末，加清水调成糊状，取适量贴于穴位，用胶布固定。每日1次，5次为1疗程。

主治：气血亏虚证。

处方5

用药：①五加皮10g，枸杞叶10g，炒杜仲10g，沙苑子10g，女贞子10g；②沙苑子10g，菟丝子10g，肉苁蓉10g，肉桂2g，灵磁石10g。

视频3-29

用穴：神阙（图3-1）、肾俞（图3-29）。

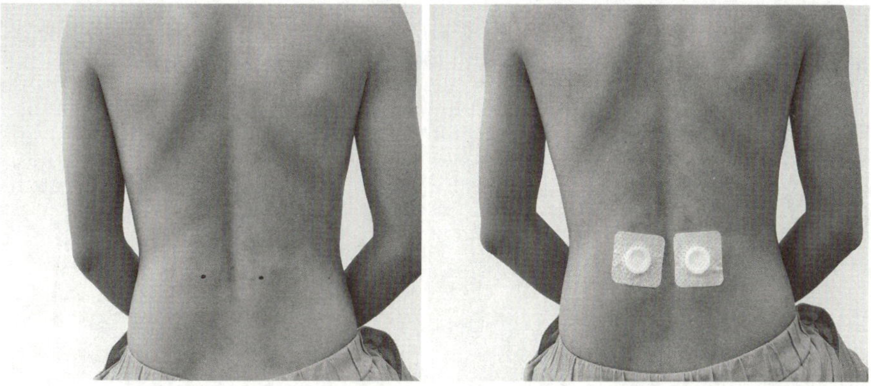

图3-29 肾俞

（1）肾俞：在脊柱区，第2腰椎棘突下，后正中线旁开1.5寸（视频3–29）。

用法：将上述药物研成细末，加清水调成糊状，取适量贴于穴位，用胶布固定，10次为1疗程。

主治：肾精不足证（偏肾阴虚者用方①；偏肾阳虚者用方②）。

第二节 穴位贴敷治疗妇科疾病

一、痛经

痛经又称经行腹痛，是指妇女正值经期或经行前后出现周期性小腹疼痛或痛引腰骶，甚至剧痛晕厥者。常发生于月经初潮后不久的未婚或未孕的年轻妇女，常于婚后或分娩后自行消失。常见于子宫内膜异位症、急慢性盆腔炎、子宫颈狭窄等。

临床表现

女性经期或经行前后，出现周期性下腹部胀痛、冷痛、灼痛、刺痛、隐痛、坠痛、绞痛、痉挛性疼痛、撕裂性疼痛，疼痛延至腰骶背部，甚至涉及大腿，可持续数小时。多数患者伴有乳房胀痛、肛门坠胀、胸闷烦躁、悲伤易怒、心悸失眠、头痛头晕、面色苍白、四肢冰凉等全身症状。经血外流畅通后逐渐消失。

辨证分型

1. 气滞血瘀证

经前或经期小腹胀痛拒按，经血量少，行而不畅，血色紫暗有块，乳房胀痛，胸闷不舒，舌质紫暗或有瘀点，脉弦。

2. 寒凝血瘀证

经前或经期小腹冷痛拒按，得热痛减，月经或见推后，量少，经色暗而有瘀块，面色青白，肢冷畏寒，舌暗，苔白，脉沉紧。

3. 湿热瘀阻证

经前或经期小腹疼痛或胀痛不适，有灼热感，或痛连腰骶，或平时小腹不痛，经前加剧，经血量多或经期长，色暗红，质稠或夹较多黏液，平素带下量多，色黄质稠有臭味，小便黄赤，舌质红，苔黄腻，脉滑数或弦数。

4. 气血虚弱证

经期或经后小腹隐隐作痛，喜按，或小腹及阴部空坠不适，月经量少，色淡，质清稀，伴有面色无华、头晕心悸、神疲乏力，舌质淡，脉细无力。

5. 肾气亏损证

经期或经后1～2日内小腹绵绵作痛，伴腰骶酸痛，经色暗淡，量少，质稀薄，头晕耳鸣，面色晦暗，健忘失眠，舌质淡红，苔薄，脉沉细。

处方1

用药：乳香15g，没药15g，延胡索15g，冰片1g。

用穴：神阙（图3–1）。

用法：将上述药物研成细末，加清水调成糊状，取适量贴于穴位，用胶布固定，于经前3日起贴用，经后停用，每日1次。

主治：气滞血瘀证。

处方2

用药：白芷8g，五灵脂15g，炒蒲黄10g，盐5g。

用穴：神阙（图3–1）。

用法：将上述药物研成细末，加清水调成糊状，取适量贴于穴位，用胶布固定，于经前3日起贴用，经后停用，每日1次。

主治：寒凝血瘀证。

处方3

用药：肉桂10g，丁香10g，延胡索10g，五灵脂10g，蒲黄10g，沉香10g，樟脑10g，大黄10g，黄芩10g，冰片10g。

用穴：神阙（图3–1）。

用法：将上述药物研成细末，加黄酒调成糊状，取适量贴于穴位，用胶布固定，于经前3日起贴用，行经期停用，每日1次。

主治：湿热瘀阻证。

处方4

用药：白芍50g，当归50g，乳香10g，没药10g，甘草20g。

用穴：神阙（图3–1）。

用法：将上述药物研成细末，加黄酒调成糊状，取适量贴于穴位，用胶布固定，于经前3日起贴用，行经期停用，每日1次。

主治：气血虚弱证。

处方5

用药：丁香10g，肉桂10g，细辛10g，延胡索10g，川芎10g，红花10g。

用穴：神阙（图3–1）、关元（图3–15）、肾俞（图3–29）。

用法：将上述药物研成细末，加黄酒调成糊状，取适量贴于穴位，用胶布固定4～6小时，于经前3日起贴用，经后停用，隔日1次，3次为1疗程，连续治疗3个月。

主治：肾气亏损证。

二、月经不调

月经不调是指月经的周期、经量、经色出现异常改变，并伴有其他症状。主要有月经先期、月经后期、月经先后不定期等。月经先期指连续两次以上月经周期提前1周以上者，又称经早；月经后期指连续两次以上月经周期推迟1周以上者，又称经迟；月经先后不定期指连续两次以上月经周期或先或后者，又称经乱。

临床表现

经期不定，经量或多或少，淋漓不尽，心烦易怒，夜寐不安，小便胀痛，大便时秘时溏。

辨证分型

1. 阳盛血热证

月经先期而至，量多色红，伴有面赤口渴，心烦易怒，小便短赤，大便秘结，舌质红，苔黄，脉滑数。

2. 寒凝血瘀证

月经延迟，量少色暗，夹有血块，小腹冷痛，得温则减，伴有畏寒肢冷，小便清长，苔薄白，脉沉紧或沉迟。

3. 气滞血瘀证

月经先后无定期，经行不畅，量时多时少，小腹胀痛或刺痛，胸胁胀满不舒，纳差。舌质紫黯，可见瘀点，苔薄白，脉弦涩。

4. 肾虚不固证

经期提前或错后，量少色淡，质清稀，伴有腰膝酸痛，头晕耳鸣，小便清长。舌淡，脉沉迟。

处方1

用药：大黄40g，玄参20g，生地黄20g，当归20g，赤芍20g，白芷20g，肉桂20g。

用穴：神阙（图3–1）、关元（图3–15）。

用法：将上述药物研成细末，加清水调成糊状，取适量贴于穴位，用胶布固定，每日1次，月经前后10日贴用，3个月为1疗程。

主治：阳盛血热证。

处方2

用药：当归10g，川附子10g，小茴香10g，高良姜10g，川芎10g，木香10g。

用穴：关元（图3–15）。

用法：将上述药物研成细末，加清水调成糊状，取适量贴于穴位，用胶布固定，每日1次。

主治：寒凝血瘀证。

处方3

用药：乳香15g，没药15g，白芍15g，川牛膝15g，丹参15g，山楂15g，红花15g，冰片3g，生姜适量。

视频3-30

用穴：神阙（图3-1）、子宫（图3-30）。

（1）子宫：在下腹部，当脐中下4寸，前正中线旁开3寸（视频3-30）。

用法：将上述药物研成细末，生姜捣烂，二者调成糊状，取适量贴于穴位上，用胶布固定，每日1次。

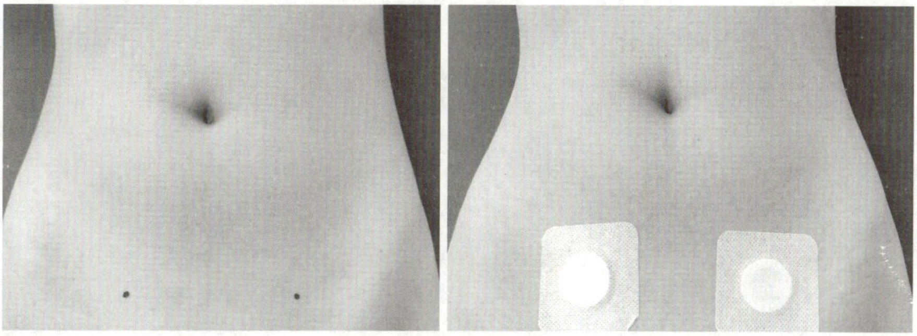

图3-30 子宫

主治：气滞血瘀证。

处方4

用药：当归9g，肉桂9g，熟地黄9g，白芍6g，川芎6g，干姜6g，鹿茸3g，白酒适量。

用穴：神阙（图3–1）。

用法：将上述药物研成细末，用白酒调成糊状，取适量贴于穴位，用胶布固定。用热水袋或炒热的盐粒袋热敷，注意热敷时不可过热，防止烫伤皮肤。

主治：肾虚不固证。

第三节 穴位贴敷治疗儿科疾病

一、小儿发热

小儿发热是指小儿体温升高超过正常范围，并伴有怕冷、头痛身痛、咳嗽、出疹、咽痛等全身症状，是小儿常见病之一。一年四季均可发病，常见于感冒、肺炎、扁桃体炎、麻疹、水痘等病症。一般腋温39.5℃以下是安全温度。可适当按照本节贴敷方法治疗，当温度超过39.5℃或患儿精神萎靡不振、手脚冰凉、大汗淋漓应立即送医。

临床表现

体温异常升高超过正常范围，且伴有恶风寒、鼻塞流涕、头痛身痛、咳嗽等症状。

处方1

用药：嫩桑叶10g，鲜菊花10g，鲜薄荷10g，鲜青蒿10g，鲜忍冬叶10g。

用穴：神阙（图3–1）。

用法：将上述药物捣成糊状，取适量贴于穴位，用胶布固定。每日2次，病愈后停药。

主治：外感风热。

处方2

用药：杏仁、苏叶、前胡、半夏、陈皮、桔梗、枳壳、茯苓、甘草各1g。

用穴：神阙（图3–1）。

用法：将上述药物加蜜糖10g，葱白三根捣成糊状，再加胡萝卜汁10毫升，大枣3枚（去核捣烂），取适量贴于穴位，用胶布固定，半小时换药1次。

主治：外感风寒。

处方3

用药：人参9g，黄芪10g，白术10g，升麻6g，柴胡6g，甘草6g。

用穴：神阙（图3–1）。

用法：将上述药物研成细末，加酒调成糊状，取适量贴于穴位，用胶布固定，每日1次，病愈停用。

主治：气虚发热。

处方4

用药：生地黄10g，百合10g，麦冬10g，青蒿30g，地骨皮9g，胡黄连9g，知母9g，牡丹皮9g。

用穴：神阙（图3–1）。

用法：将上述药物研成细末，加温水调成糊状，取适量贴于穴位，用胶布固定，每日1次，病愈停用。

主治：阴虚发热。

二、小儿泄泻

小儿腹泻是指小儿大便次数增多，排出物呈水样、糊状、蛋花汤样，常伴有呕吐、发热、腹胀、不思乳食等症状，是小儿常见病之一。一年四季均可发生，夏秋季节发病率高。发病者多为2岁以内的婴幼儿，发病急，变化快。

临床表现

大便次数较平时明显增多，重症达10次以上。排出物呈淡黄色或清水样，有不消化食物或黏液等。

处方1

用药：木香10g，白豆蔻10g，丁香10g，白芷10g，肉桂10g。

用穴：神阙（图3-1）。

用法：将上述药物研成细末，加温开水调成糊状，取适量贴于穴位，用胶布固定，每日1次，3次为1疗程。

主治：脾虚证。

处方2

用药：丁香30g，吴茱萸30g，肉桂20g，五倍子30g，藿香30g，车前子20g。

用穴：神阙（图3-1）。

用法：将上述药物研成细末，加米醋调成糊状，取适量贴于穴位，用胶布固定，每日1次，3次为1疗程。

主治：湿热证。

处方3

用药：吴茱萸10g，车前子10g，五倍子10g，丁香10g，白胡椒10g。

用穴：神阙（图3-1）。

用法：将上述药物研成细末，加醋调成糊状，取适量贴于穴位，用胶布固定约20分钟，每日1次，3次为1疗程。

主治：风寒证。

处方4

用药：吴茱萸10g，丁香10g。

用穴：中脘（图3–9）、神阙（图3–1）。

用法：将上述药物研成细末，加醋调成糊状，取适量贴于穴位，用胶布固定约20分钟，每日1次，3次为1疗程。

主治：伤食证。

三、小儿遗尿

小儿遗尿又称遗尿、尿床，是指3周岁以上的小儿以睡眠中小便自遗、醒后方觉为主要表现的一种疾病。正常情况下，儿童5岁以后就不会再有夜晚遗尿，5岁以后仍在夜晚出现尿床现象，且每月多于2次，持续3个月以上则可诊断为遗尿症。

临床表现

睡梦中经常遗尿，醒后方知。特别是5岁以上儿童，轻者数日1次，重者1日数次。

处方1

视频3-31

用药：附子10g，五味子10g，肉桂6g，白醋适量。

用穴：肾俞（图3-29）、中极（图3-31）。

（1）中极：在腹部，前正中线上，当脐中下4寸（视频3-31）。

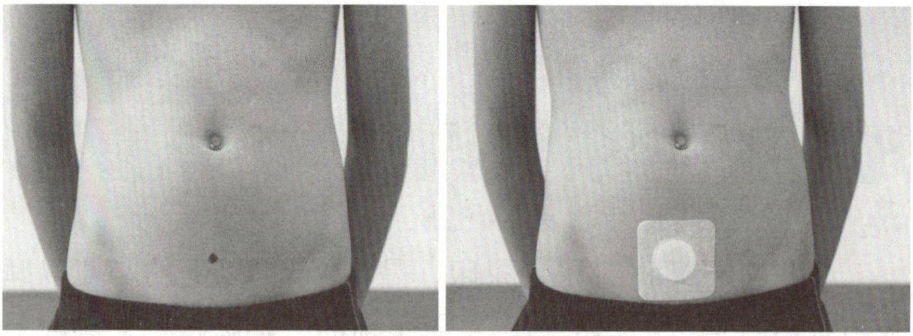

图3-31　中极

用法：将上述药物研成细末，加入适量白醋调成糊状，取适量贴于穴位上，用胶布固定。每日换药1次，15日为1疗程。

主治：小儿遗尿。

处方2

用药：白芍10g，白及10g，白术12g，白矾3g，葱白适量。

用穴：涌泉（图3–5）、关元（图3–15）。

用法：先将前4味药物研成细末，加入葱白捣烂混匀成糊状，取适量贴于穴位上，用胶布固定。每晚睡前敷药，10次为1疗程。

主治：小儿遗尿。

处方3

用药：五味子12g，五倍子12g，菟丝子12g。

用穴：神阙（图3–1）、命门（图3–32）。

（1）命门：在脊柱区，第2腰椎棘突下凹陷中，当后正中线上（视频3–32）。

视频3–32

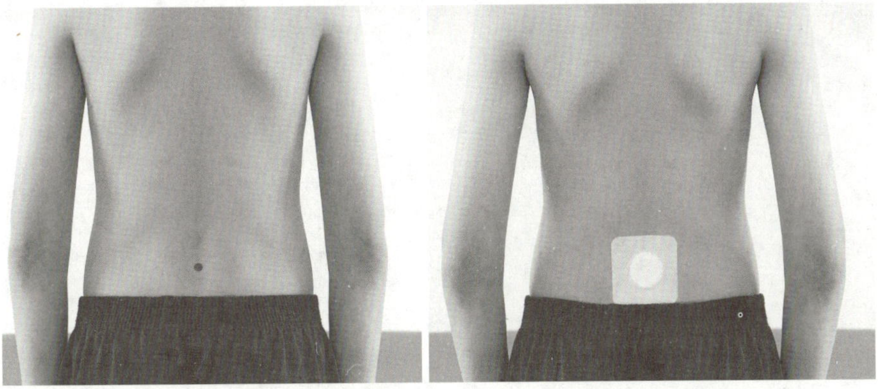

图3–32 命门

用法：将上3味药物研成细末，加入温开水调成糊状，取适量贴于穴位上，用胶布固定。每晚睡前敷药，10次为1疗程。

主治：小儿遗尿。

第四节 穴位贴敷治疗其他病症

一、过敏性鼻炎

过敏性鼻炎又称变应性鼻炎，是指鼻部黏膜组织接触到变应原后，造成以鼻部黏膜病变为主的Ⅰ型超敏反应。该病常见于冬春两季，具有病程时间长、易反复等特点。中医学将变应性鼻炎归属为“鼻鼽”范畴。

临床表现

突然或反复发作的鼻内奇痒、喷嚏频作、流大量清鼻涕以及流泪，或伴有鼻塞等特征，反复发作，经久不愈。

处方1

用药：白芥子15g，细辛10g，甘遂10g，延胡索5g，生姜汁适量。

用穴：大椎（图3-3）、肺俞（图3-7）、风门（图3-33），肾虚者加肾俞。

（1）风门：在脊柱区，第2胸椎棘突下，后正中线旁开1.5寸（视频3-33）。

视频3-33

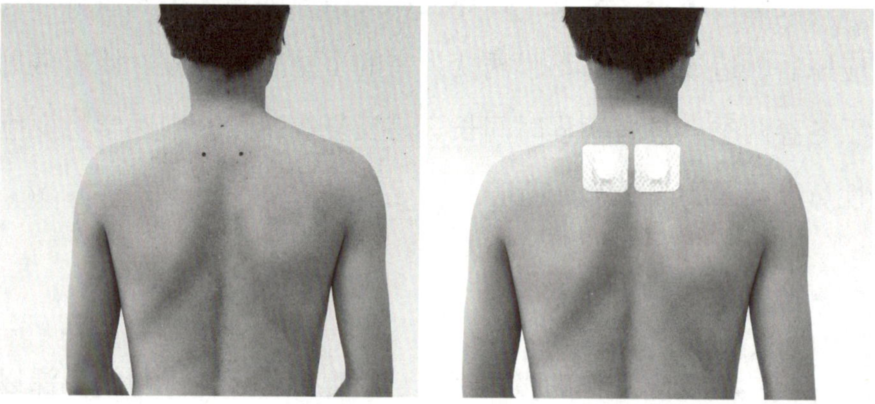

图3-33 风门

用法：将上述药物研成细末，加入适量生姜汁调成糊状，取适量贴于穴位上，用胶布固定。每次贴敷3～6小时，若灼热难忍，可提前将药物去除，如局部皮肤出现破损，则暂停贴药。

主治：过敏性鼻炎。

处方2

用药：斑蝥3g，蜂蜜适量。

用穴：印堂（图3-34）。

（1）印堂：在面部，两眉头连线中点（视频3-34）。

视频3-34

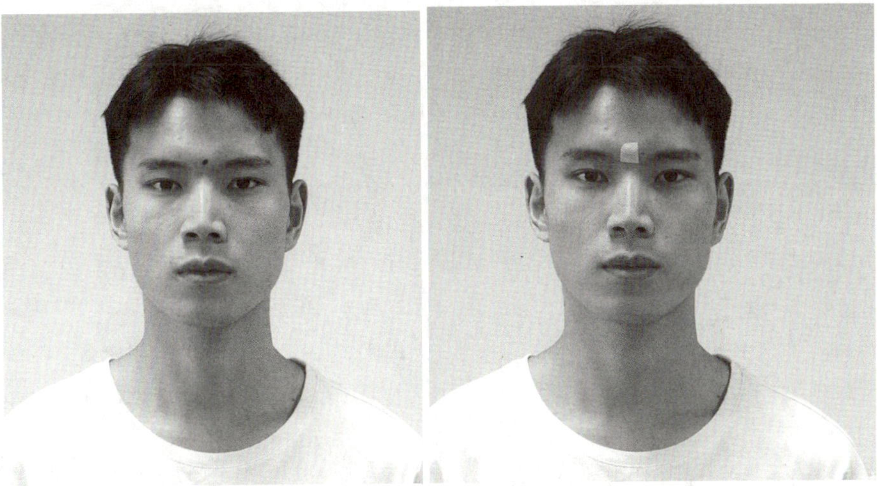

图3-34 印堂

用法：将斑蝥研成细末，用适量蜂蜜调成糊状，取绿豆大小敷于印堂处，再用胶布固定，24小时后或局部有烧灼疼痛感时即可去除。局部可起一小水疱，待水疱自行吸收后，再进行第2次治疗，3次为1疗程，疗程之间需间隔1周。

主治：过敏性鼻炎。

处方3

用药：黄连3g，苍耳子3g。

用穴：迎香（图3–35）。

（1）迎香：在面部，鼻翼外缘中点旁（视频3–35）。

视频3–35

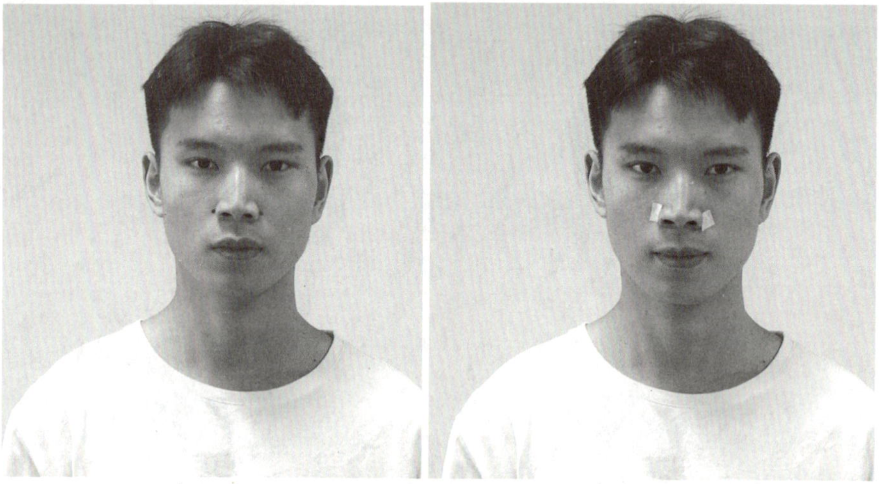

图3–35 迎香

用法：将黄连研成细末，苍耳子煎取药汁，将药汁与黄连末调成糊状，敷在穴位上，再用胶布固定，次日揭去，每晚1次。

主治：过敏性鼻炎。

二、鼻衄

鼻衄又称“鼻出血”，是以鼻腔出血为主要症状，一般发病较急，出血严重者可致休克。一般因气候干燥、恼怒、饮酒、鼻部外伤等所致或诱发。本病主要与肺、胃、肝、肾等脏器功能有关。

临床表现

以鼻腔出血为主要特征，多数鼻出血为单侧，可间歇性或持续性出血，出血量不一，重者甚至可引起失血性休克。

处方1

用药：大蒜适量。

用穴：涌泉（图3–5）。

用法：鼻衄时，取适量大蒜捣烂如泥，取适量贴于穴位上（左侧鼻衄贴右侧涌泉，右侧鼻衄贴左侧涌泉），用胶布固定。贴敷约1个小时后即可止血。

主治：鼻衄。

处方2

用药：黄柏15g，牡丹皮15g，郁金15g，山栀子15g，大蒜适量。

用穴：涌泉（图3–5）、神阙（图3–1）。

用法：将上述4味药研成细末，加入大蒜捣成糊状，取适量贴于穴位上，待穴位局部有强烈刺激感时去除药膏，每日1次。

主治：鼻衄。

处方3

用药：五倍子15g，海螵蛸15g，白及15g，麻黄素1.5g，甘油适量。

用穴：鼻内局部。

用法：将前3味药研成细末，用药棉卷成细条状，蘸取适量甘油后，蘸满药粉，塞入患侧鼻内，血止后3分钟内取出。

主治：鼻衄。

三、复发性口腔溃疡

复发性口腔溃疡是口腔黏膜病中最常见的溃疡类疾病，表现为有明显的灼痛感，周期性复发但又有自限性，为孤立圆形或椭圆形的浅表性溃疡，好发于唇、颊、舌缘，在黏膜的任何部位都可发作。该病易反复发作，迁延不愈。

临床表现

以口腔溃疡为主要特征，并有明显灼热感，同时可伴有发热、口臭、淋巴结肿大、便秘、头痛、恶心、乏力、烦躁等并发症。

处方1

用药：黄连2g，细辛2g。

用穴：神阙（图3–1）。

用法：以上2味药研成细末，用清水调成糊状，取适量敷于脐部，用胶布固定，每日1次，10次为1疗程。

主治：复发性口腔溃疡。

处方2

用药：黄连5g，桂心5g。

用穴：神阙（图3–1）。

用法：以上2味药研成细末，用清水调成糊状，取适量敷于脐部，用胶布固定，每日1次，10次为1疗程。

主治：复发性口腔溃疡。

处方3

用药：吴茱萸15g。

用穴：涌泉（图3–5）。

用法：将吴茱萸研成细末，用适量食醋调成糊状，取适量敷于涌泉穴，用胶布固定，24小时后即可取下。

主治：复发性口腔溃疡。

四、带状疱疹

带状疱疹是由水痘—带状疱疹病毒引起的急性炎症性皮肤病，表现为成簇水疱沿体表一侧的皮肤周围神经作带状分布，多伴有神经痛及局部淋巴结肿大。疱疹多沿某一周围神经分布，排列成带状。若不经治疗，一般2周左右可结痂自愈，但未及时治疗易引起带状疱疹后遗神经痛，严重影响生活质量。

临床表现

一侧的胸部、背部、头面部、臀部等部位出现疼痛或灼热感，继而出现粟粒及黄豆大小的丘疹，继之迅速变为水疱，水疱发亮、疱液澄清、外周皮肤出现红晕，可伴有淋巴结肿大等。

处方1

用药：雄黄15g，冰片9g。

用穴：患处局部。

用法：上2味药研成细末，用清水调成糊状，温水清洗患处后，敷于患处皮肤，如干痒或痒痛，则用菜油调制，每日2～3次，连续用药3天。

主治：带状疱疹。

处方2

用药：地榆30g，紫草18g。

用穴：患处局部。

用法：上2味药研成细末，用清水调成糊状，温水清洗患处后，敷于患处皮肤，每日换药1次。

主治：带状疱疹。

处方3

用药：雄黄10g，白芷10g，面粉20g，食醋适量。

用穴：患处局部。

用法：上2味药研成细末，加入面粉和匀，用食醋调成糊状，敷于患处皮肤，每日2～3次。

主治：带状疱疹。

第五节 冬病夏治——三伏贴

视频3-36

夏为阳，冬为阴，“冬病”是指某些好发于冬季或在冬季易加重的虚寒性疾病，由于机体素来阳气不足，又值冬季外界气候阴盛阳衰，以致正气不能祛邪于外，或重感阴寒之邪，造成一些慢性疾病如慢性咳嗽、哮症、喘症、慢性泄泻、关节冷痛、怕冷、体虚易感等反复发作或加重。“夏治”是指在夏季三伏时令，自然界和机体阳气最旺之时，通过温补阳气，散寒祛邪，活血通络等治疗措施，可增强机体抵抗病邪能力，从而达到治疗或预防上述疾病的目的。

冬病夏治的方法很多，其中最具有代表性的治疗措施为三伏贴。

三伏贴就是在夏季最热的时候，也是自然界和机体阳气最旺盛之时进行穴位贴敷。三伏是初伏、中伏、末伏的合称，夏至后第三个庚日为初伏，第四个庚日为中伏，立秋后第一庚日为末伏。三伏天一般为30天，也有40天，这取决于立秋的日期早晚。三伏贴最早是应用于哮喘的治疗，《张氏医通》中提到“冷哮灸肺俞、膏肓、天突，有应有不应，夏月三伏中，用白芥子涂法，往往获效”。如今三伏贴的治疗范围不断扩大，除了治疗哮喘外，根据冬病夏治的治疗原则，适用于因阳气不足，好发于冬季的虚寒性疾病。根据具体的病证选用不同的穴位，分别于三伏天起伏的第1天贴敷1次，病史较长或病情较为顽固者可适当增加贴敷次数。

处方

用药：延胡索、生白芥子、生甘遂、细辛、白芷按3：2：1：1：1配比。另外根据病症的具体情况，辨证加用其他药物。如温肺散寒可加法半夏、肉桂、干姜，健脾暖胃可加吴茱萸、苍术，温肾壮阳可加用肉桂、小茴香、巴戟天、附子。

用法：以上药物研末用醋或黄酒或姜汁调成糊状，贴敷于相应的穴位上。三伏天起伏的第1天贴1次，每年贴3次，连续贴3年。病史较长或病情较为顽固者可适当增加贴敷次数。

用穴：肺系疾病可选肺俞、风门、膻中、天突等穴位，脾胃疾病可选脾俞、胃俞、足三里、中脘等穴位，肾系疾病可选肾俞、命门、关元等穴位。

注意事项

（1）三伏贴期间饮食宜清淡，忌食生冷、辛辣、肥腻、煎炸等刺激性食物，如海鲜、牛肉、羊肉、大蒜等，以免助湿生热，影响疗效或导致皮肤敏感化脓。

（2）贴敷期间不宜贪凉，不过度吹风扇、空调，不宜洗冷水浴，亦不宜过量汗出。

（3）一般可贴4～6小时，如贴敷后局部有明显烧灼感、疼痛感可提前取下。